挑食可不好哟！

罗云涛 邓旭 主编

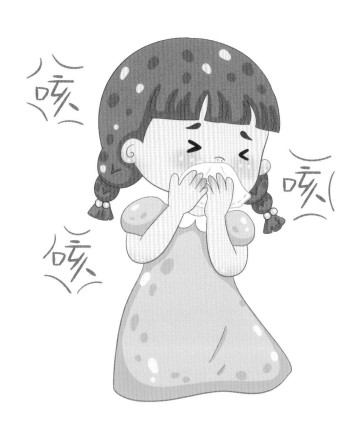

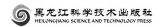

黑龙江科学技术出版社
HEILONGJIANG SCIENCE AND TECHNOLOGY PRESS

图书在版编目（ＣＩＰ）数据

挑食可不好哟！ / 罗云涛，邓旭主编 . —— 哈尔滨：
黑龙江科学技术出版社，2022.1
（我不怕生病）
ISBN 978-7-5719-1217-8

Ⅰ . ①挑… Ⅱ . ①罗… ②邓… Ⅲ . ①儿童故事 – 图
画故事 – 中国 – 当代 Ⅳ . ① I287.8

中国版本图书馆 CIP 数据核字 (2021) 第 247592 号

挑食可不好哟！
TIAOSHI KE BU HAO YO!

作　　者　罗云涛　邓 旭
策划编辑
封面设计　深圳 . 弘艺文化　HONGYI CULTURE
责任编辑　马远洋
出　　版　黑龙江科学技术出版社
地　　址　哈尔滨市南岗区公安街 70-2 号
邮　　编　150007
电　　话　（0451）53642106
传　　真　（0451）53642143
网　　址　www.lkcbs.cn
发　　行　全国新华书店
印　　刷　哈尔滨市石桥印务有限公司
开　　本　889 mm × 1194 mm　1/16
印　　张　2.5
字　　数　160 千字（全 8 册）
版　　次　2022 年 1 月第 1 版
印　　次　2022 年 1 月第 1 次印刷
书　　号　ISBN 978-7-5719-1217-8
定　　价　160.00 元（全 8 册）

罗云涛

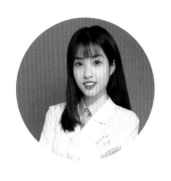

医学博士，中医师，高级保健按摩师，师从全国名老中医药专家陈新宇教授，长沙市老干部大学保健系特聘教师。擅长治疗小儿感冒、咳嗽、肺炎、鼻炎等肺部疾病，腹泻、便秘等胃肠道疾病。积极推广小儿推拿疗法、中医药治疗小儿疾病的方法，推动中医疗法进家庭，同时致力于小儿健康知识科普。作为丛书主编之一，编撰中小学生中医药文化知识读本丛书，帮助提高小儿健康素养，让小朋友健康快乐成长。

邓旭

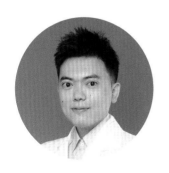

医学博士，中医主治医师，高级保健按摩师，师从全国名老中医药专家陈新宇教授。擅长治疗小儿感冒、咳嗽、哮喘、腹泻等内科疾病，湿疹、疱疹等皮肤疾病。擅长运用小儿推拿、穴位敷贴等疗法治疗小儿疾病，减少药物运用，并推动小儿健康知识科普。作为丛书主编之一，编撰中小学生中医药文化知识读本丛书，为小朋友提供基本健康知识，助力健康成长。

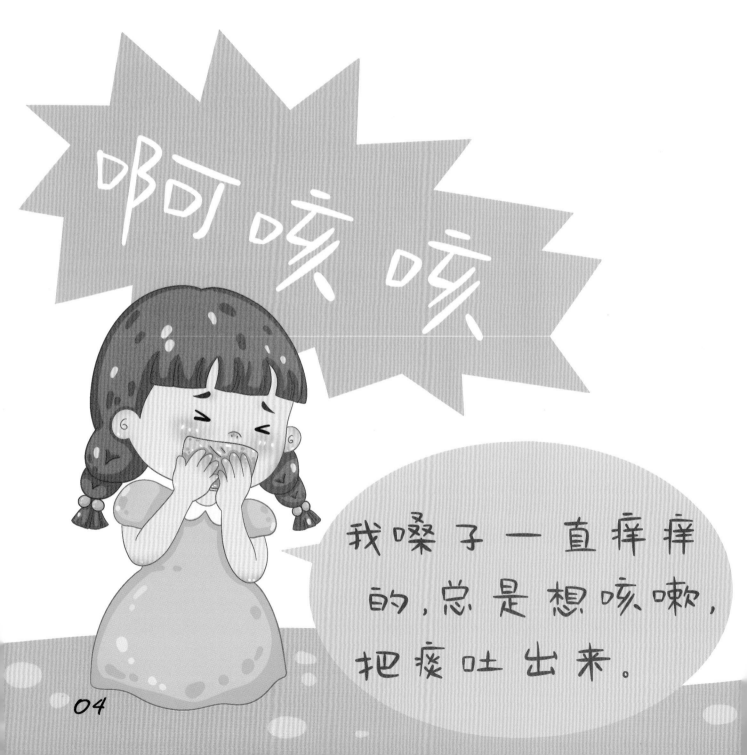

吃饭啦！

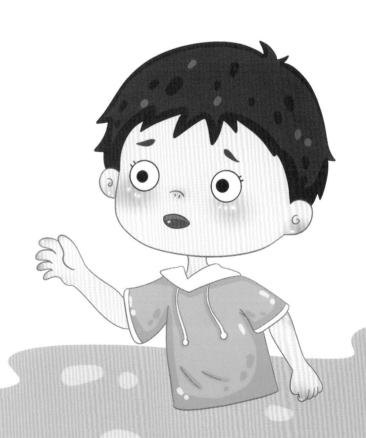

什么是挑食？

只喜欢吃少量的**特定食物**，对其他食物感到厌恶。

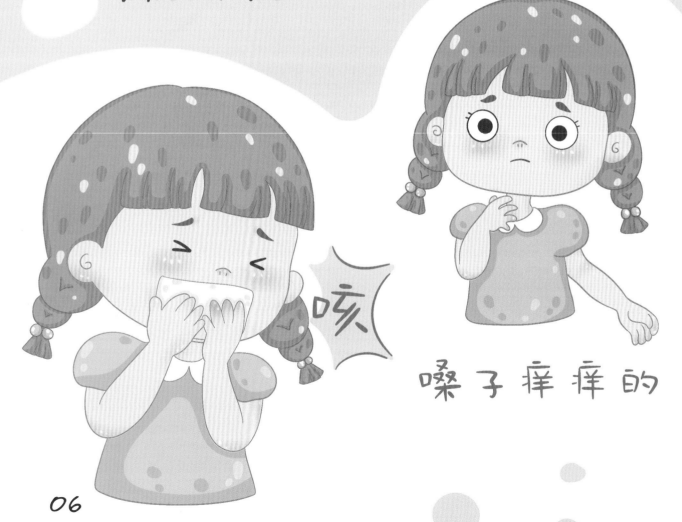

还可能伴有**肚子胀、恶心、大便稀、便秘和偏瘦**等，就是挑食了。

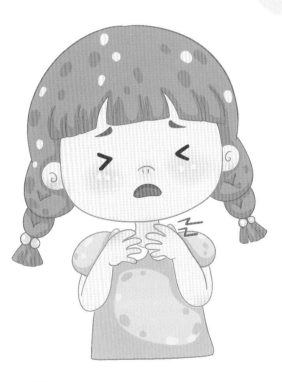

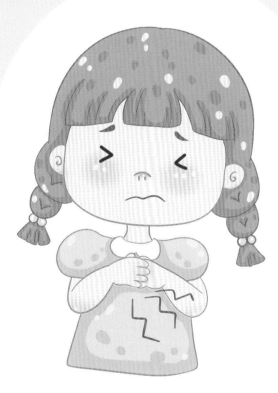

为什么会挑食？

挑食的**原因**有很多，比如吃多了**零食**，只挑口味好的吃，不按时吃饭，饿一顿饱一顿。

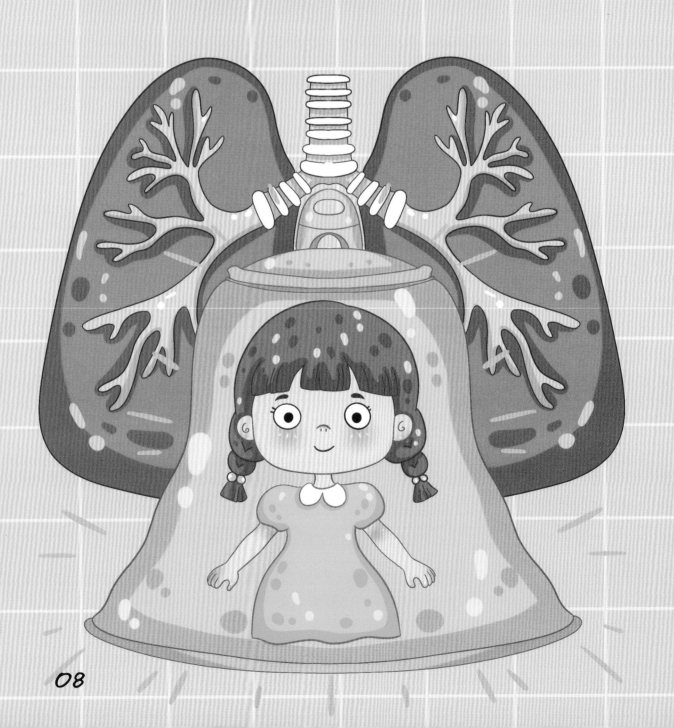

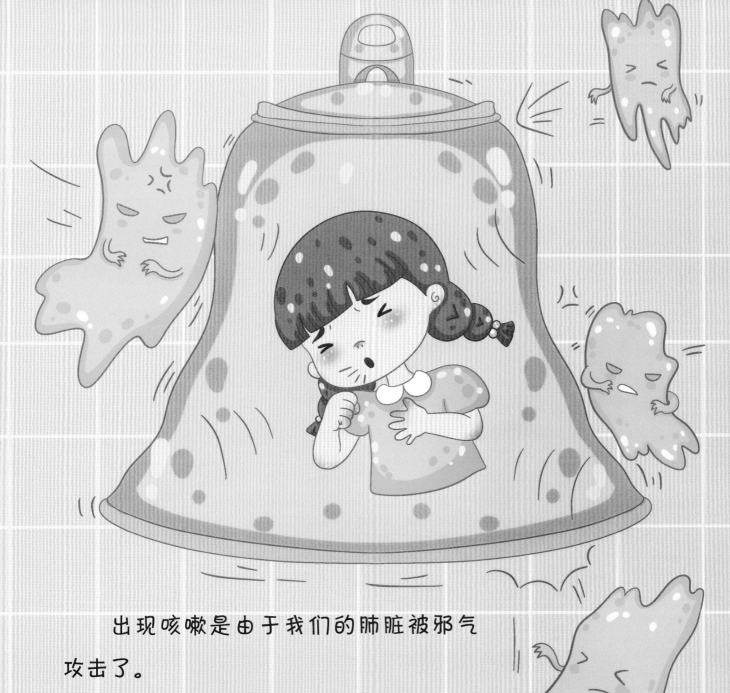

挑食也可能是身体出问题了！

挑食，有时候是小孩子的**抗拒情绪**所致，但也可能是**身体出了问题**。

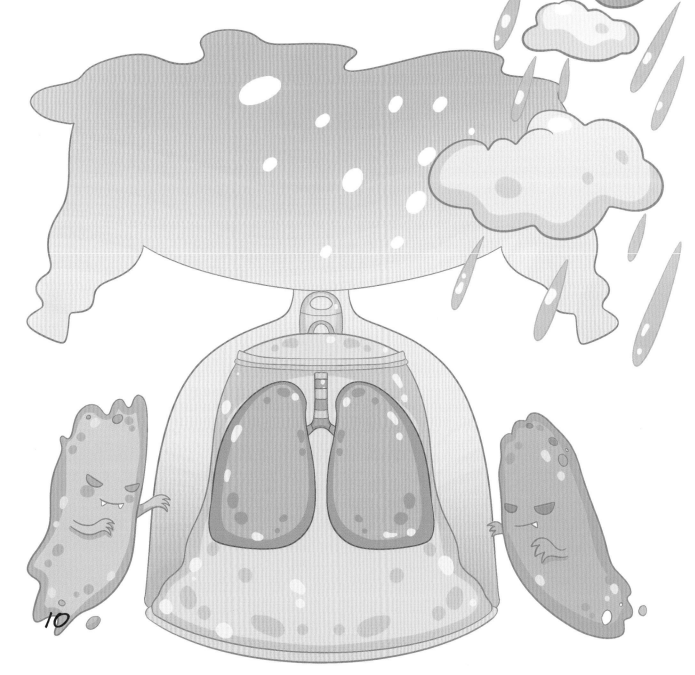

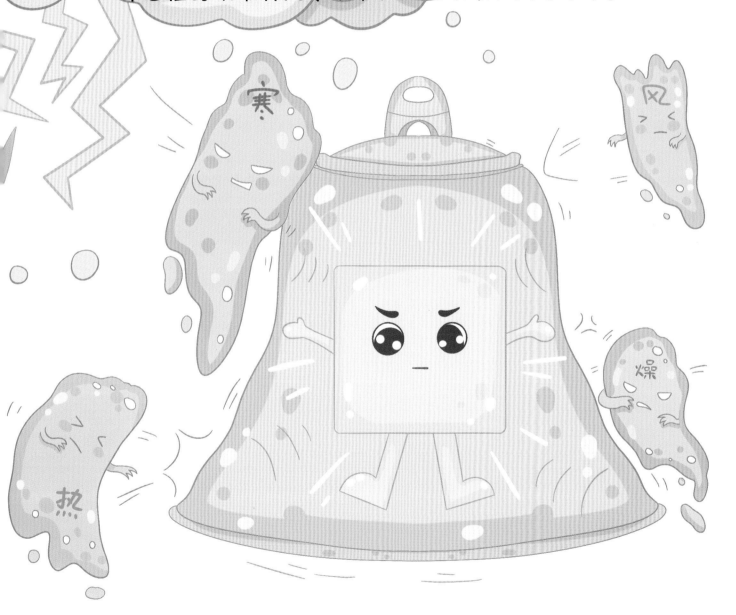

脾胃的合作！

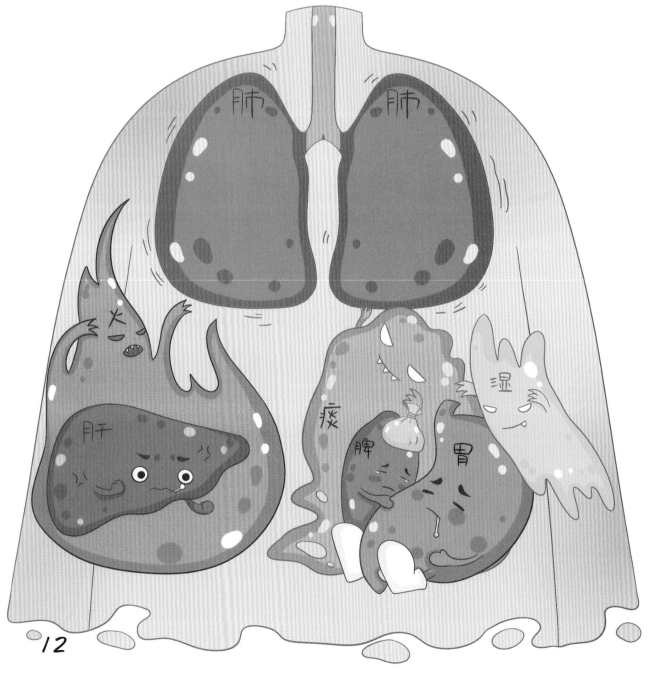

胃是一个大容器，起着**容纳**和初步**消化**食物的作用；而脾则负责将食物营养**运输**到全身。

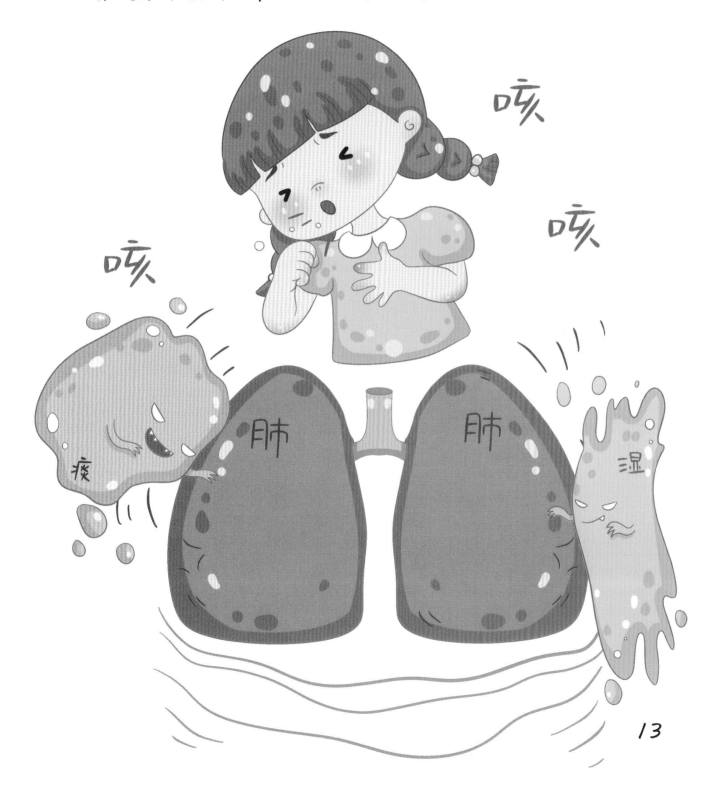

13

脾胃是"后天之本"?

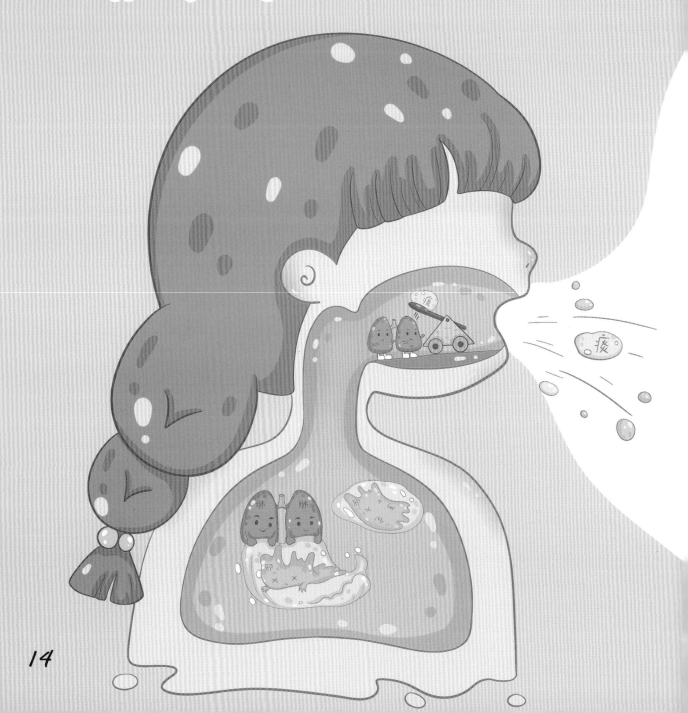

我们哥俩好，身体才会强壮啊！

胃

脾

脾胃负责全身的营**养消化和输送**，生长发育全靠他俩。他们被称为**"后天之本"**，"本"就是根本的意思。

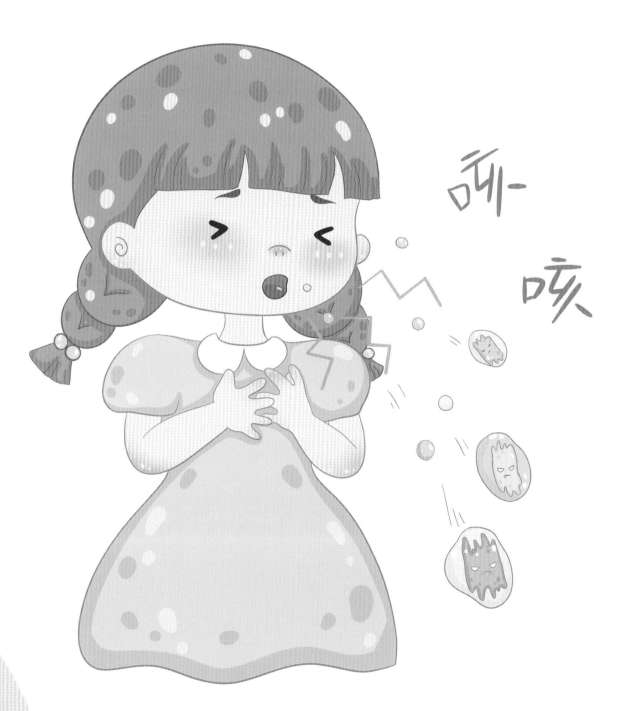

脾胃不工作了，就容易挑食、厌食

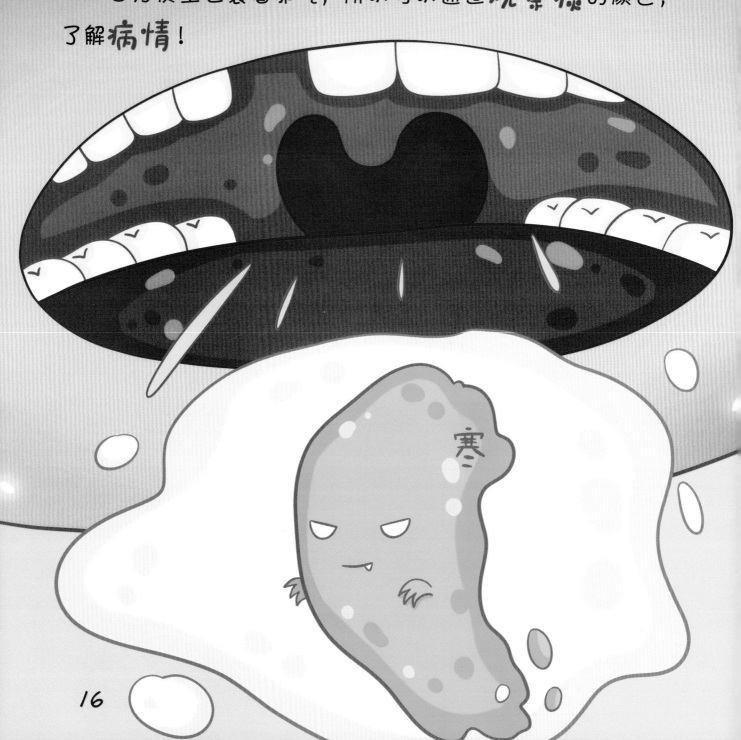

如果脾胃不好好工作了，食物很容易**停滞在胃中**，我们自然也**没有胃口**吃东西了。

同样，如果吃多了零食，也会**影响食欲**。

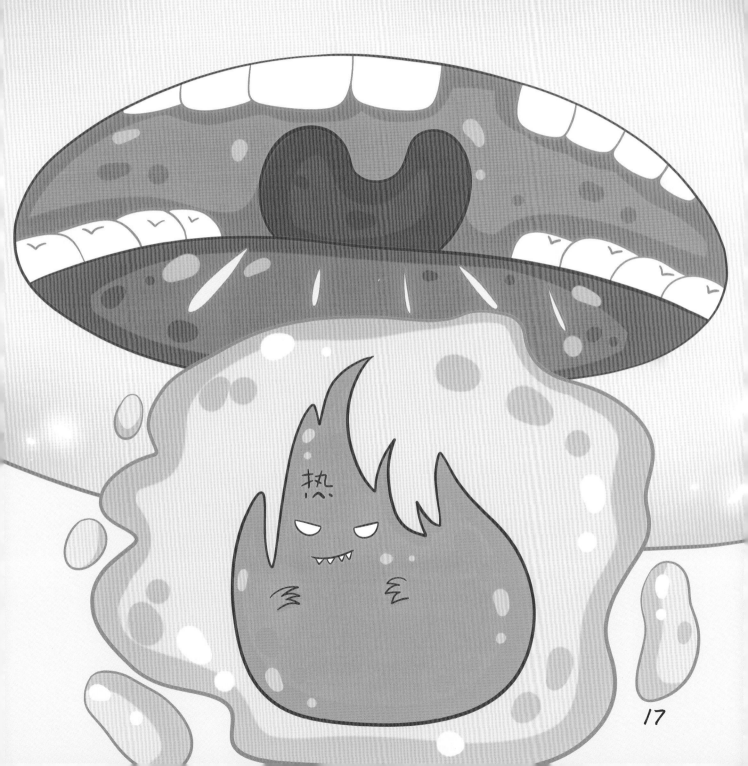

营养均衡很重要哇！

谷物、肉食、蔬菜、水果都是我们重要的营养来源，都要吃一点儿，才能保证身体的营养。

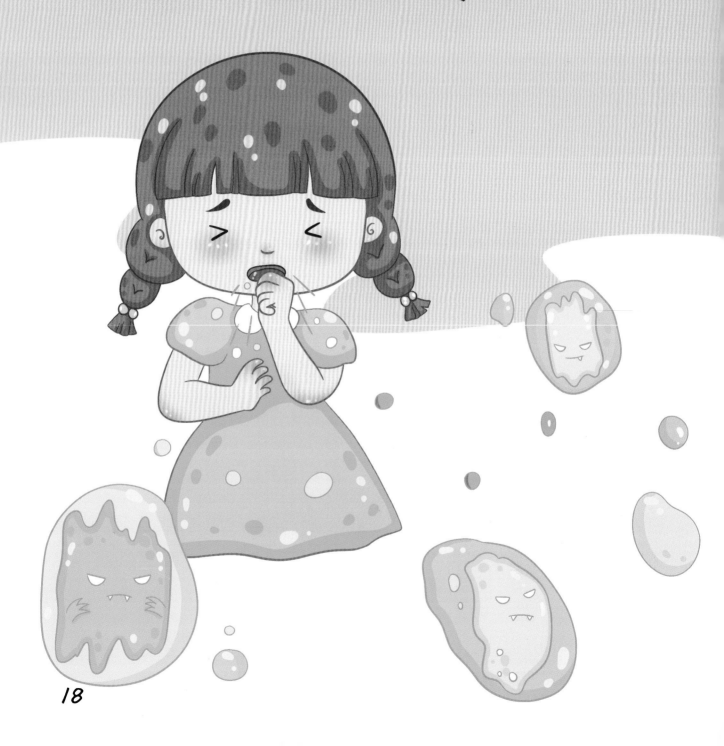

蛋白质

脂肪

糖

维生素

微量元素

这样才有一个棒棒的身体，才能**增强正气**，减少生病。

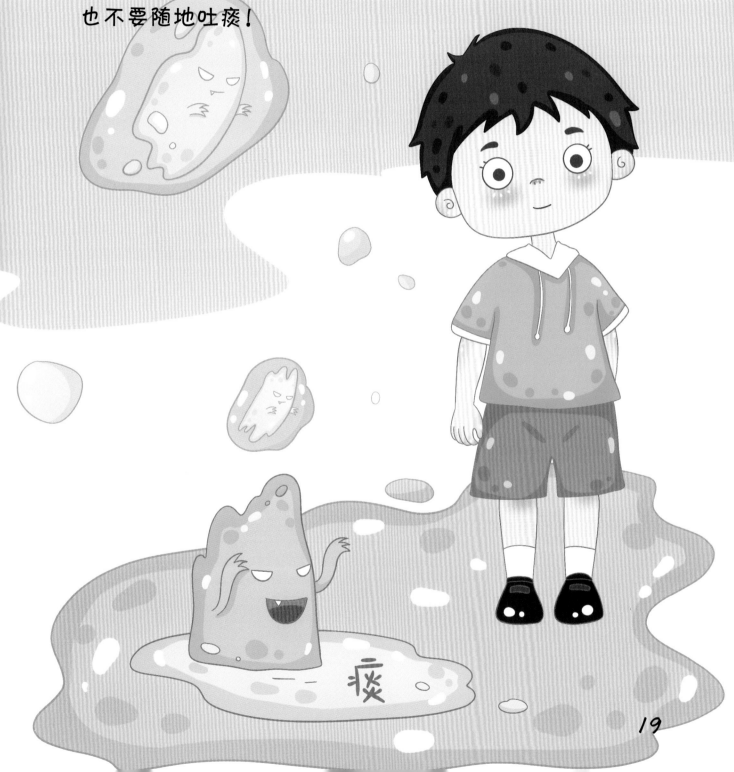

19

五谷为养

五谷，是指各种谷物和豆类，是重要的能量来源。

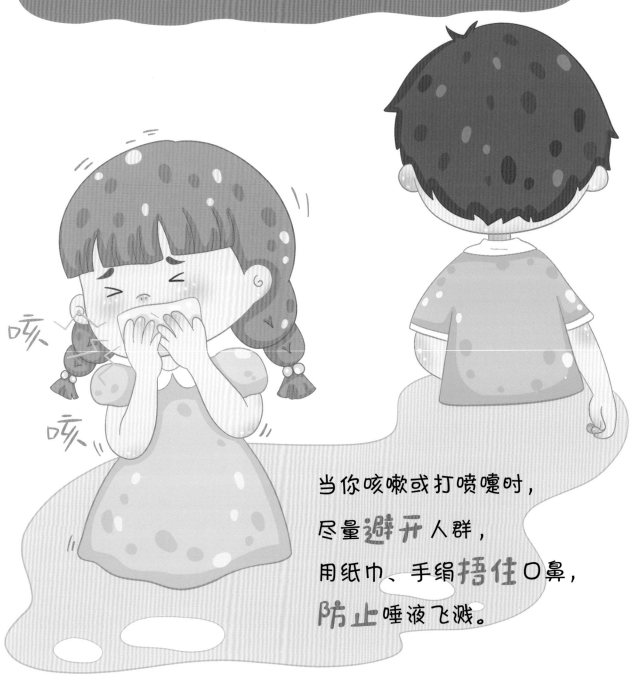

五果为助

五果，是指各种**水果**和各类**坚果**，是重要的营养来源。

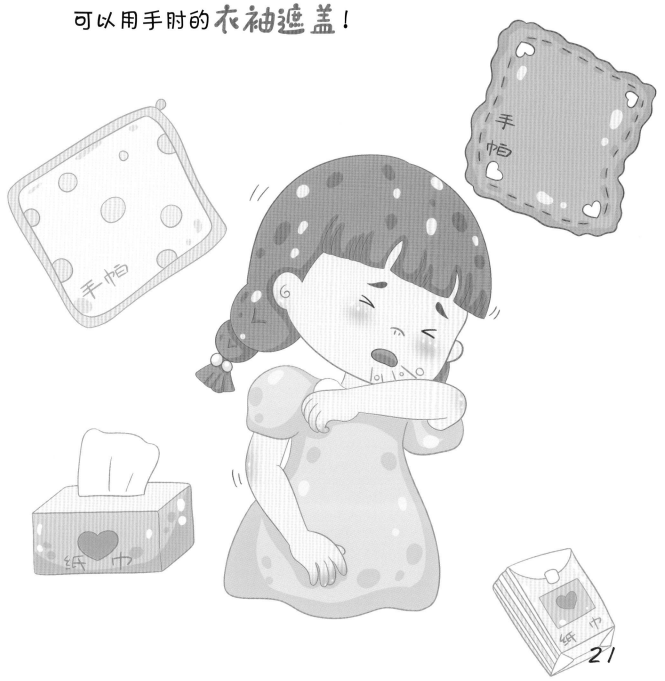

五畜为益

五畜，是指**牛、羊、猪、狗、鸡**等肉食，可以补充五谷能量的不足。

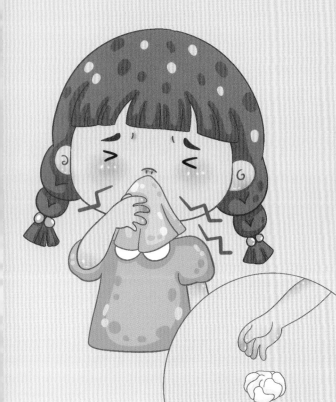

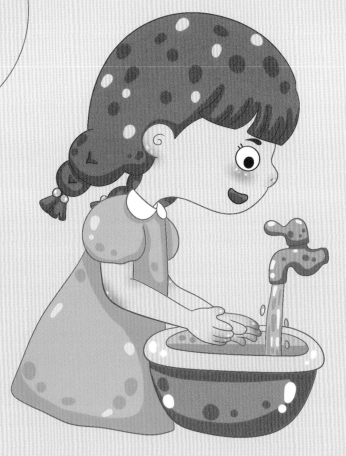

五菜为充

　　五菜，是指各种**蔬菜**，同样含有我们人体所需的各种营养物质，这些营养物质是没办法通过主食和肉食得到的。

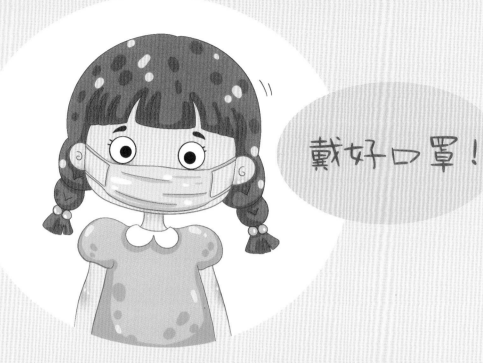

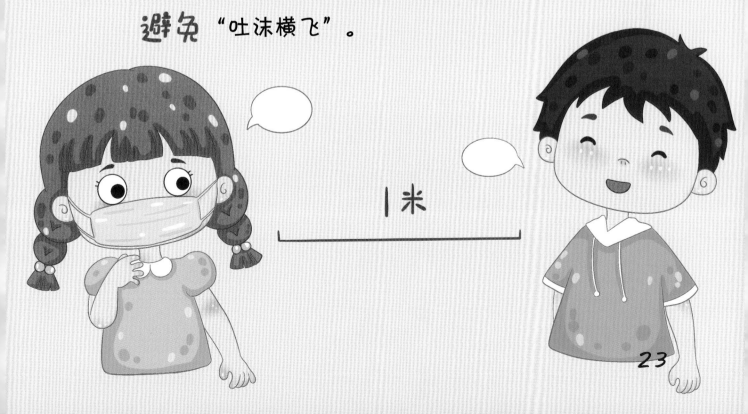

长期挑食可不好哇！

长期挑食，身体得不到营养，正气就会不足，就容易生病，个子也长不高。

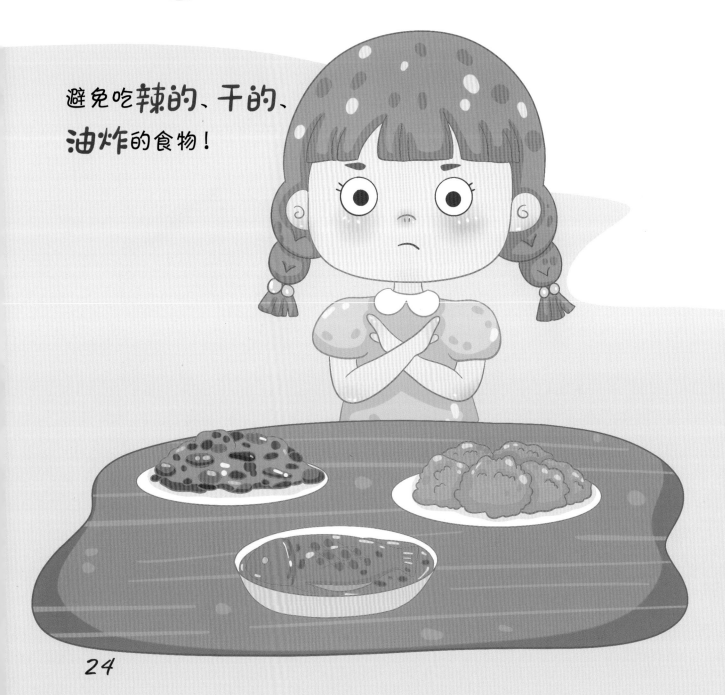

另外，吃多了零食和只吃单一食物，也会导致营养过剩、不均衡，而长成一个大胖子。

养成良好的饮食习惯!

按时吃饭
各种食物都要吃
细嚼慢咽
不暴饮暴食
少吃零食

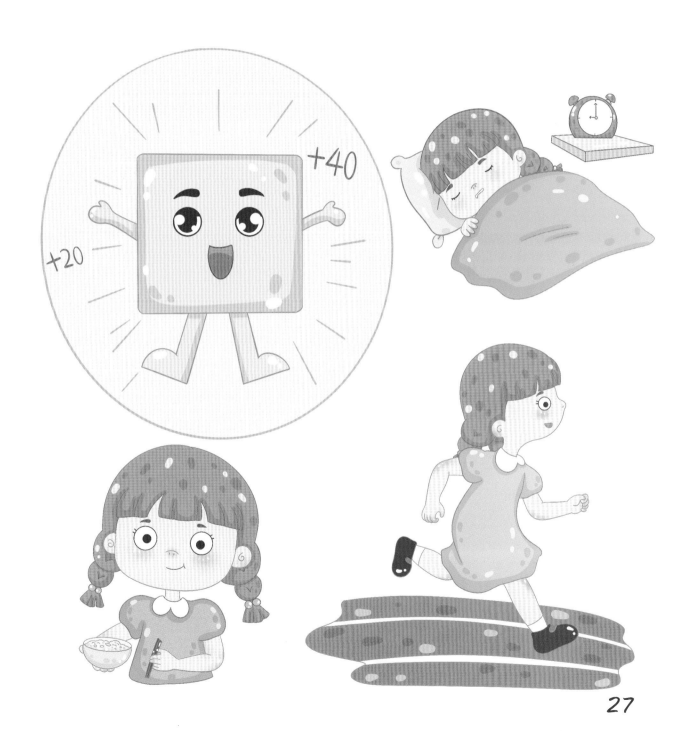

27

学会自己吃饭!

我要自己吃饭!

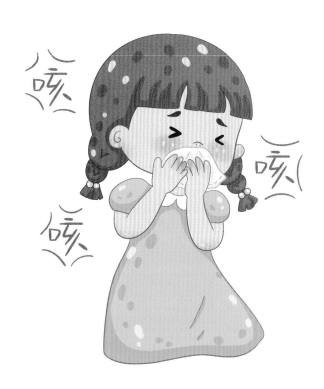

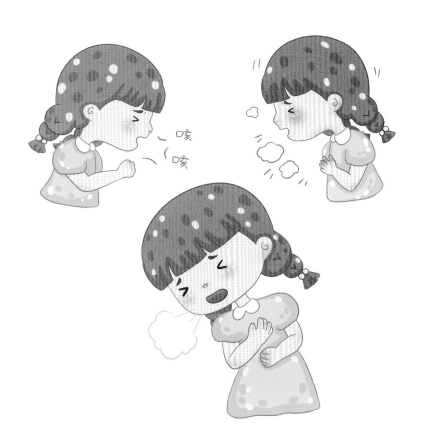

多多运动也可以改善挑食！

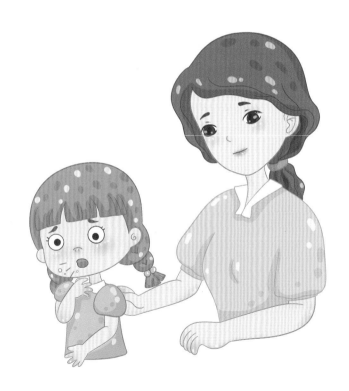

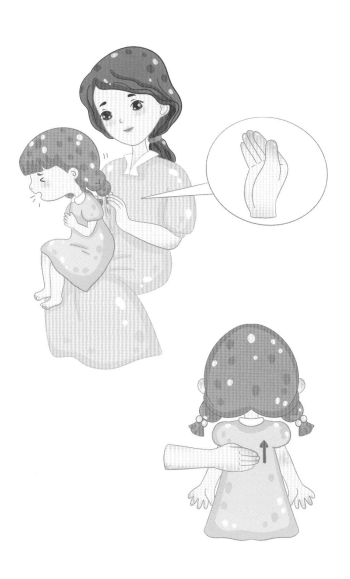

给父母的百宝箱

什么是挑食？

　　小朋友不喜欢吃饭、对某些食物挑剔、只吃几种自己喜欢或习惯的食物，这就是挑食。

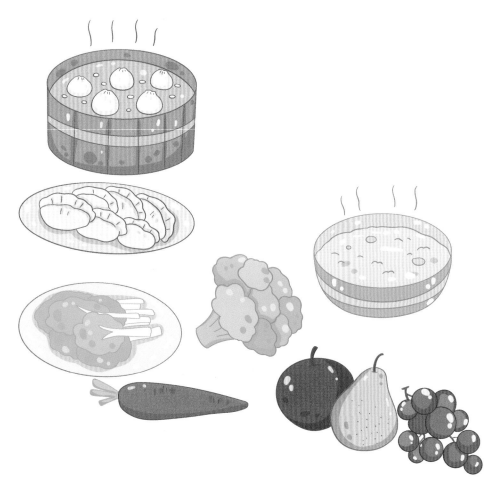

挑食的原因有哪些？

　　吃了很多零食、边看电视边吃饭、父母总是喂食、长期饮食口味单一等都有可能导致挑食。

中医里的挑食

中医认为，挑食除了心理因素外，主要和脾胃的功能减弱有关。脾胃虚弱，不能够消化食物，从而导致胃口不佳。

如果挑食不及时控制，就可能会导致营养缺乏，进而影响生长发育。

严重的也可能会导致疳积、积滞、厌食！

同时，小朋友偏爱零食、肉食等，导致热量摄入过多，脾胃难以承受，也会营养过剩，进而导致肥胖。

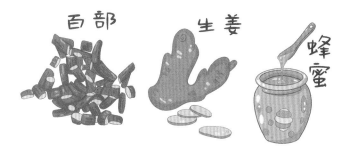

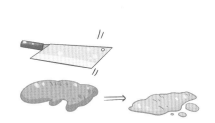
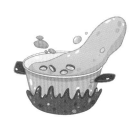
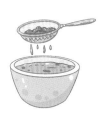
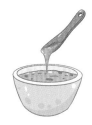

如何应对挑食

亲身体验

建议让小朋友参与到烹饪中去，并与小朋友一起品尝，让小朋友享受自己的劳动成果。

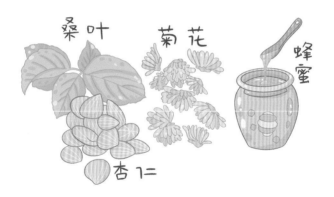

愉快的就餐氛围

在进餐时，不管犯了什么"错误"，都不要恐吓、责骂或惩罚孩子，以免影响孩子的食欲。要通过奖励、鼓励等方式，让孩子愉快进餐。

控制零食

要适当控制小朋友的零食，尤其是高热量的食物，才能让小朋友在正餐时有饥饿感。如果确实感觉饥饿，可以给予少量水果。

适当运动

当孩子没有食欲时，可以让孩子跑跑步、骑骑自行车，进行多种体育活动，从而消耗更多的能量，使之食欲和食量增加。

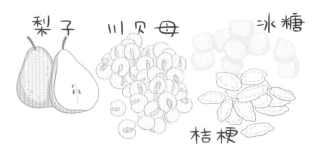

改变烹调方法

可以将老式的炒、炖，变成蒸、炸、煮等，也可以尝试不同的口味，使食物色、香、味俱全。

养成良好的进食习惯

要按时吃饭，细嚼慢咽。同时，进食时不要看电视，以免分散孩子的注意力，也不利于消化。

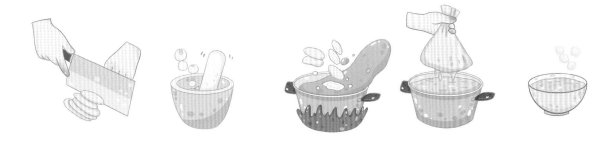

改善挑食还可以这样做

药膳——胡萝卜肉汤

【原料】胡萝卜 100 克，猪瘦肉 100 克，香菇 15 克，党参 15 克，生姜 5 克，盐适量。

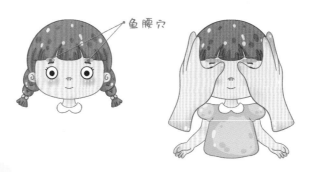

【做法】

先将胡萝卜、党参、猪瘦肉洗净切块，香菇去蒂洗净，生姜洗净、去皮、拍烂共同入砂锅，加清水适量，先用武火煮开，撇去浮沫，改用文火煮约 2 小时，加盐调味即成。喝汤吃肉，根据患儿食量喂服，每周 1 ~ 2 次。

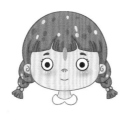
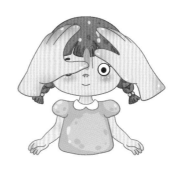

茶饮——山楂麦芽茶

【原料】山楂 10g、生麦芽 10g。

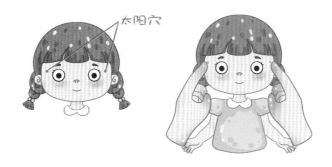

【做法】

原料洗干净后，将山楂切片，和生麦芽用水先泡一会儿。将泡好的山楂、生麦芽用大火一起煮 10 分钟，用纱布过滤掉渣，也可以直接用开水加盖泡 30 分钟喝。

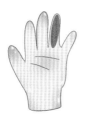
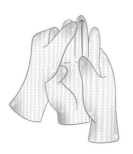

小儿推拿治疗挑食、厌食

捏脊

位置：后背正中，整个脊柱。

手法：由下往上提捏宝宝脊旁 1.5 寸（大概是宝宝四指并拢的一半）处 3-5 遍，每捏 3 次向上提一次。

补脾经

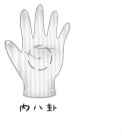

位置：脾经位于拇指外侧，手掌内外面赤白肉交接处。

手法：来回推，可以将宝宝拇指微微屈曲后进行操作，100～300 次。

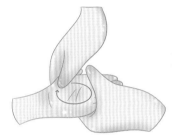

清胃经

位置：拇指靠近手掌端的第 1 节，注意不是整个拇指。

手法：从手腕的横纹处向拇指指根处推，100～300 次。

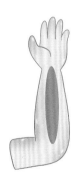
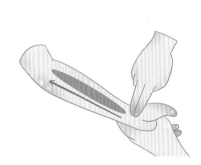

摩腹

位置：以肚脐为圆心，以约 2 指宽为半径画圆。

手法：让宝宝仰卧，妈妈用手掌或中间三指，逆时针在宝宝肚子上缓慢画圆揉摩，共揉摩 5 分钟左右。

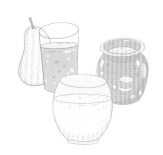

运内八卦

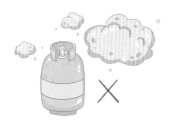

位置：手掌内面。

按摩方法：将宝宝手掌摊开，以掌心为圆心，从圆心至中指指根横纹约 2/3 处为半径做圆周，沿着这个圆周顺时针按摩 200 次。

按揉板门、足三里

位置：板门位于拇指外侧，手掌内外面赤白肉交接线的中点

足三里位于小腿外侧，外膝眼下 3 寸（宝宝四指并拢）。

手法：用拇指或食指按揉，100 ~ 300 次。

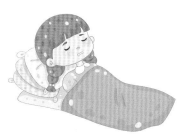
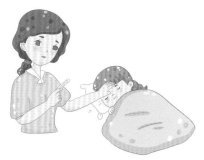

出现厌食要警惕

挑食会导致营养缺失。如果长期挑食，甚至厌食了，家长就要警惕，及时去医院就诊。

1. 厌食变现为不想吃东西，或者每次吃得都很少。

2. 伴有严重的恶心、呕吐。

3. 肚子明显发胀发硬，一摸就很痛。

4. 营养不良，生长发育明显减退。

5. 有其他疾病的表现，如发热、拉肚子、便秘、起小疹子等。

6. 精神、情绪异常。

温馨提示

饮食调护要注意

父母应该根据小朋友的生长发育要求，合理地给小朋友安排饮食。

应循序渐进地添加辅食，按照由少到多、由稀到稠、由一种到多种的原则。

辅食不可以骤然添加过多，否则容易造成脾胃不能适应而积滞不化。

也不可以到期不予添加，使宝宝的脾胃运化功能不能逐渐增强而不思饮食。

便秘是什么？
便便也有秘密吗？

罗云涛 邓旭 主编

黑龙江科学技术出版社
HEILONGJIANG SCIENCE AND TECHNOLOGY PRESS

图书在版编目（ＣＩＰ）数据

便秘是什么？便便也有秘密吗？ / 罗云涛, 邓旭主编 . —— 哈尔滨：黑龙江科学技术出版社，2022.1
（我不怕生病）
ISBN 978-7-5719-1217-8

Ⅰ . ①便… Ⅱ . ①罗… ②邓… Ⅲ . ①小儿疾病 – 便秘 – 儿童读物 Ⅳ . ① R723.11-49

中国版本图书馆 CIP 数据核字 (2021) 第 247949 号

便秘是什么？便便也有秘密吗？
BIANMI SHI SHENME? BIANBIAN YE YOU MIMI MA?

作　　者	罗云涛　邓 旭
策划编辑	深圳·弘艺文化　HONGYI CULTURE
封面设计	
责任编辑	马远洋
出　　版	黑龙江科学技术出版社
地　　址	哈尔滨市南岗区公安街 70-2 号
邮　　编	150007
电　　话	（0451）53642106
传　　真	（0451）53642143
网　　址	www.lkcbs.cn
发　　行	全国新华书店
印　　刷	哈尔滨市石桥印务有限公司
开　　本	889 mm×1194 mm　1/16
印　　张	2.5
字　　数	160 千字（全 8 册）
版　　次	2022 年 1 月第 1 版
印　　次	2022 年 1 月第 1 次印刷
书　　号	ISBN 978-7-5719-1217-8
定　　价	160.00 元（全 8 册）

罗云涛

医学博士，中医师，高级保健按摩师，师从全国名老中医药专家陈新宇教授，长沙市老干部大学保健系特聘教师。擅长治疗小儿感冒、咳嗽、肺炎、鼻炎等肺部疾病，腹泻、便秘等胃肠道疾病。积极推广小儿推拿疗法、中医药治疗小儿疾病的方法，推动中医疗法进家庭，同时致力于小儿健康知识科普。作为丛书主编之一，编撰中小学生中医药文化知识读本丛书，帮助提高小儿健康素养，让小朋友健康快乐成长。

邓旭

医学博士，中医主治医师，高级保健按摩师，师从全国名老中医药专家陈新宇教授。擅长治疗小儿感冒、咳嗽、哮喘、腹泻等内科疾病，湿疹、疱疹等皮肤疾病。擅长运用小儿推拿、穴位敷贴等疗法治疗小儿疾病，减少药物运用，并推动小儿健康知识科普。作为丛书主编之一，编撰中小学生中医药文化知识读本丛书，为小朋友提供基本健康知识，助力健康成长。

什么是便秘？

拉不出来啦！

妈妈，我肚肚胀胀，拉不出臭臭。

这就是便秘！

便便干干的，甚至硬硬的；

拉便便很费力，甚至要很长的时间；

所以，大便干结、排便费力就是便秘了！

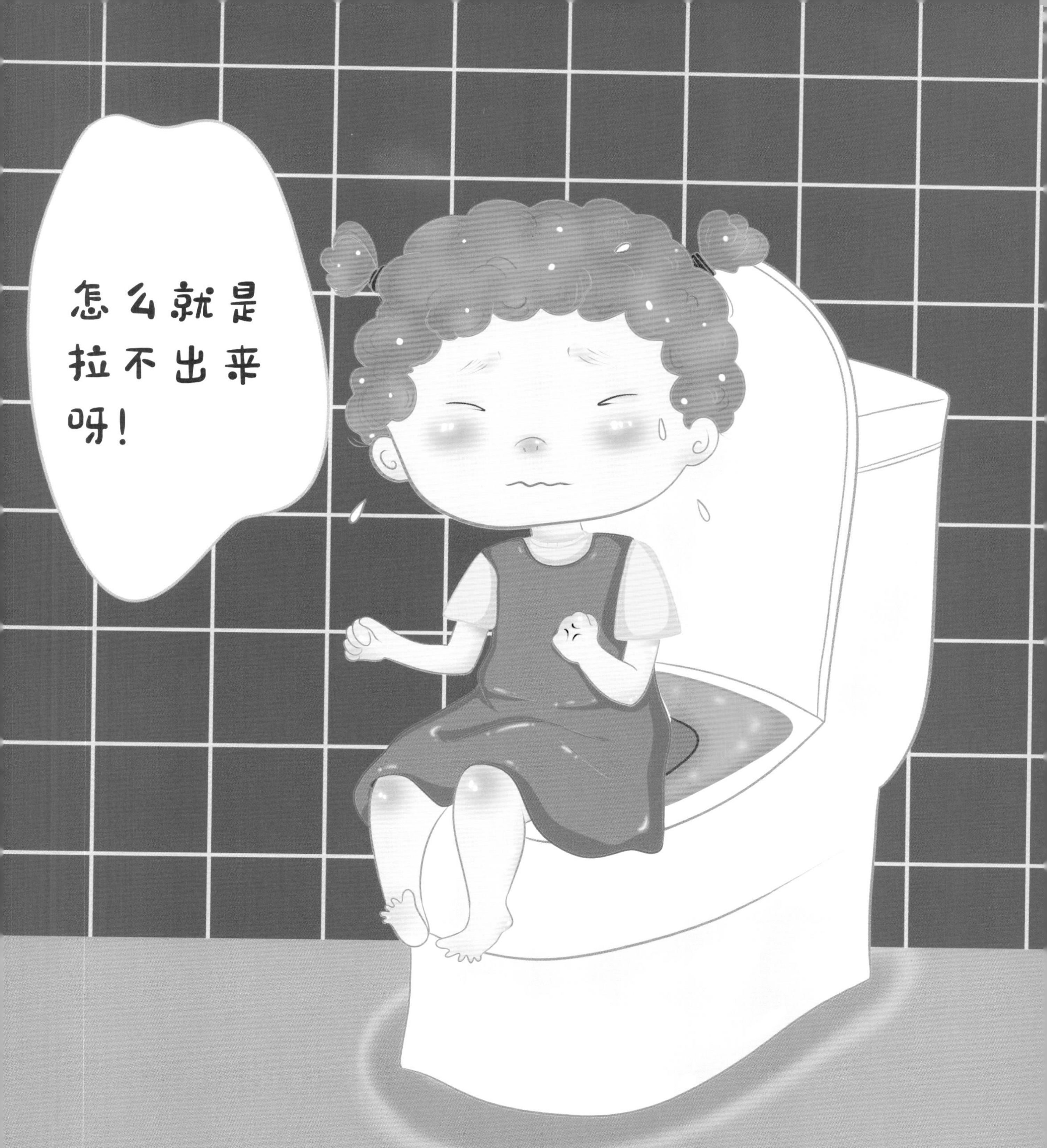
怎么就是拉不出来呀!

你的便便是正常的吗?

便便诊断书

我工作的频率：一天1~3次（一周至少3次呀）

我的形状：类似香蕉的形状

我的质地：不干不稀

我的颜色：黄色或者黄褐色

我出门的时间：小于10分钟！

09

你观察过你的便便吗?

坚果状	干硬状	有褶皱	香蕉状
硬邦邦的小块状像兔子的便便	比较硬多个小块连在一起像香肠	表面布满裂痕也像香肠	比较软表面光滑像香蕉

便秘 ⟶ 正常

10

对照下面的图，看看你的便便是哪种呢？

大便分型

软软的　　略有形状　　水状的

比较软的　没有固定　没有任何
　半固体　　外形　　　固体
小块的边　像粥　　　像水
缘较光滑

————————▶ 腹泻

为什么会产生便便呢？

便便，是人体代谢产生的垃圾。
便便是食物在消化过程中未被吸收的残渣形成的，主要形成的地点是肠道。

如果便便每天不能及时排出体外，我们的身体就变成垃圾场了！

便便是怎么产生的呢?

中医认为食物的消化吸收主要是靠脾胃这两兄弟。食物残渣和代谢产生的垃圾也由他们指挥排出体外。

大肠

膀胱

　　但是如果废料中的水液太多，他们兄弟俩就会要小肠、肾一起帮忙，将食物残渣中的水液输送到膀胱，变成尿液，排出体外；剩余的部分则通过肠道，由肛门排出。

中医认为，大便的生成与排泄，与脾胃、肺、肝、肾、大肠、小肠等多个脏腑相关。

便便的产生和排出是大家齐心协力的结果。

我们的身体是一个团结的整体，任何一个部分出现了问题，都会影响我们的便便。

所以，平常要保护好我们的身体呀。

便便为什么会生病呢?

挑食，不吃蔬菜水果；吃特别辣的食物；喝水不够，水分补充不足，都会导致便便干干的。

总是坐着，缺乏运动，肠道也会不想工作，便便就会堆积在里面，然后就生病了。

如果养成了憋便便的习惯，没有及时去厕所，也会引起便秘呀！

千万不能因为贪玩或者不好意思，忍着不去厕所呀！

我忍！

如果帮助便便顺利排出的其他脏器（肺、脾、肝、肾、大肠、小肠）生病了，便便也会生病啊。

20

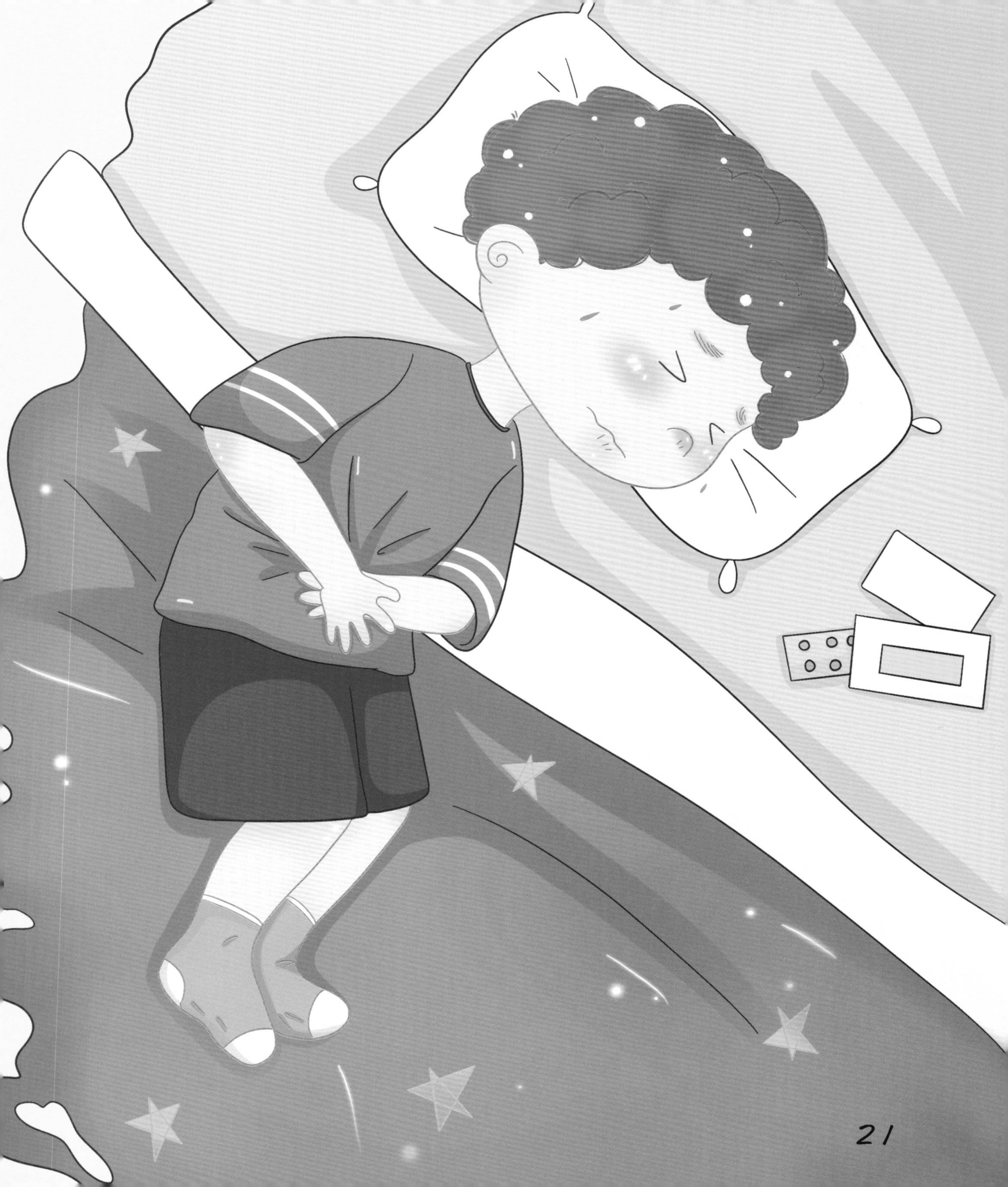

长期便秘会危害我们的身体！

胃口不好
肚子胀胀的

口里臭臭的

22

个子长得慢

脸色黄黄的

甚至导致痔疮、
肛裂或脱肛，致
使便便上有血！

23

怎么样保持便便的健康？

多吃粗粮、蔬菜和水果。

多喝水，养成每天定时喝水的好习惯！

多做运动，比如跑步、游泳等。

天天开心，保持良好的情绪。

每天定时去拉便便。

便秘怎么办？

如果只是偶尔拉便便费力，或者便便干干硬硬的，这个时候我们就要注意改变我们的饮食！

少吃零食和油炸食品，多吃粗粮、蔬菜、水果，比如梨、西梅、火龙果、猕猴桃。

每天都要坚持去厕所拉便便，时间不要太长了，注意要在 10 分钟以下。

吃完饭不要马上坐下，站起来慢慢地走一走，同时顺时针揉一揉肚子，帮助肠胃消化食物。

看见什么样的便便，应该马上和家长说

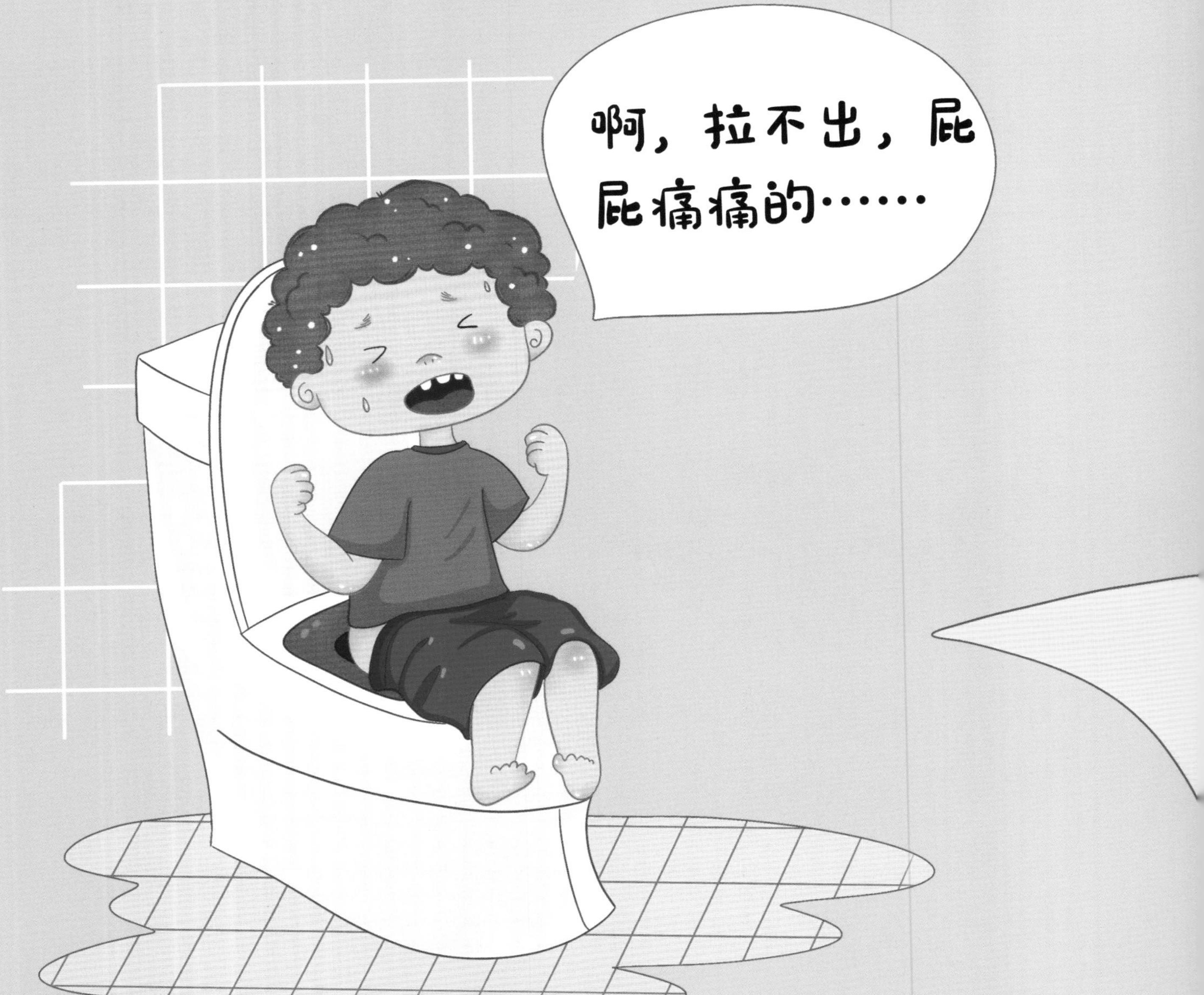

如果便便上有血，

一个星期拉便便的次数小于 3 次，

每次拉便便超过 10 分钟，

每次拉便便的时候总是痛痛的，

就应该赶快告诉爸爸妈妈，一起去寻求医生的帮助！

孩子什么情况是便秘了

孩子大便干结，排便费力就是便秘了！如果孩子每天拉几次，但是排便时间长，排便费力，也是便秘。

应该怎样给孩子养成排便的好习惯

调整饮食结构；

加强运动，以促进肠胃蠕动；

养成定时定量喝水的习惯；

不要养成憋便的习惯；

鼓励定时去厕所排便的习惯。

孩子的哪些习惯容易导致便秘？

饮食

喜欢吃油炸食品和零食，经常吃辛辣刺激性食物

不爱喝水。

挑食、吃的过少。

不爱吃粗粮、蔬菜和水果。

行为

总是喜欢坐着，不爱运动。

心情

总是爱生气，脾气急躁。

32

便秘会影响孩子的身体健康吗?

　　便秘会对孩子的身体造成很大的影响,如果不及时干预治疗,会导致孩子食欲欠佳,消化功能失调,营养不良,孩子的生长发育也会受到影响。甚至会导致儿童痔疮、肛裂、脱肛等疾病。严重的便秘还会导致肠梗阻,甚至危及生命!

孩子便秘了怎么办？

调整饮食结构，多吃粗粮、蔬菜、膳食纤维高的食物（如西梅、豆类、西蓝花）、富含油脂的食物（如核桃、杏仁）、水果（火龙果、猕猴桃）等食物。

还可以在饭后让孩子站起来，同时顺时针揉肚子。

日 期	去 厕 所		
	上 午	中 午	下 午
周 一			
周 二			
周 三			
周 四			
周 五			
周 六			
周 日			

如果孩子已经便秘了，鼓励孩子餐后定时去厕所，每天 2 或 3 次，每次 5 ~ 10 分钟，养成好的排便习惯。记录孩子的排便、用药和其他的情况，这样可以帮助医生更好地了解孩子的情况。

除了左边这些时间的排便	服药	其他

35

小儿推拿来帮助治疗便秘

按揉天枢

位置：与肚脐平行，往外（腰间）2寸（宝宝的3个手指距离）的两个点

手法：让宝宝仰卧，妈妈用拇指的指腹按揉天枢穴，1秒按揉1～2次，共按揉3分钟，100～150次。

还可以按揉中脘、足三里、支沟等穴位。

揉按腹部

位置：以肚脐为圆心，以约2指宽为半径画圆。

手法：让宝宝仰卧，妈妈用手掌或中间三指，顺时针在宝宝肚子上缓慢画圆揉按。共揉按5分钟左右。

推下七节骨

位置：位于背部正中线，由腰部最低点的凹陷处，到尾脊骨。

手法：让宝宝俯卧，用拇指或中间三指，自上向下，从宝宝腰部最低点的凹陷处推至尾脊骨，约 1 秒钟推一下，共推 2 分钟，100 ~ 300 次。

七节骨

揉龟尾

位置：尾椎骨最末端，宝宝小屁股的凹槽内。

手法：让宝宝俯卧，妈妈用手顶住宝宝尾椎骨最下端，往上按揉，力度适中，一次约按揉 1 秒，共按揉 2 分钟，100 ~ 300 次。

龟尾

适合宝宝预防和治疗便秘的药膳

可以将苹果、香蕉捣成泥，蒸熟即可。

再推荐一款药膳——果仁橘皮粥，具有润肠通便、行气导滞的功能，对于轻症的便秘有着预防和治疗的效果，具体做法如下：

原料

橘皮 15g 切丝，杏仁 10g、松仁 10g、芝麻 10g、炒熟的果仁末、粳米、冰糖各适量。

步骤 1

将橘皮 15g 切丝，杏仁 10g、松仁 10g、芝麻 10g 洗干净后，倒入清水内浸泡 30 分钟。

步骤 2

将浸泡好的原料连水倒入锅中，加 1500 ～ 2000ml 水大火煮开后，转小火煮 30 分钟关火。

步骤 3

用纱布过滤掉渣，再放入粳米，煮粥调入冰糖，将少量炒熟的果仁末撒在粥上调味即成。

什么情况下，该带孩子去看医生！

如果孩子肚子痛的很厉害，并且排便的时候肛门剧烈疼痛。

孩子的大便带血。

便秘自己在家治疗后，24 小时之内仍然没有排便。

一周排便次数小于 3 次，或者反复便秘。

鼻炎，这样做！

罗云涛 邓旭 主编

黑龙江科学技术出版社
HEILONGJIANG SCIENCE AND TECHNOLOGY PRESS

图书在版编目（CIP）数据

鼻炎，这样做！/ 罗云涛，邓旭主编 . —— 哈尔滨：
黑龙江科学技术出版社，2022.1
（我不怕生病）
ISBN 978-7-5719-1217-8

Ⅰ . ①鼻… Ⅱ . ①罗… ②邓… Ⅲ . ①小儿疾病 – 呼
吸系统疾病 – 儿童读物 Ⅳ . ① R725.6-49

中国版本图书馆 CIP 数据核字 (2021) 第 247947 号

鼻炎，这样做！
BIYAN, ZHEYANG ZUO!

作　　者　罗云涛　邓 旭
策划编辑　深圳 . 弘艺文化
封面设计　HONGYI CULTURE
责任编辑　马远洋
出　　版　黑龙江科学技术出版社
地　　址　哈尔滨市南岗区公安街 70-2 号
邮　　编　150007
电　　话　（0451）53642106
传　　真　（0451）53642143
网　　址　www.lkcbs.cn
发　　行　全国新华书店
印　　刷　哈尔滨市石桥印务有限公司
开　　本　889 mm×1194 mm　1/16
印　　张　2.5
字　　数　160 千字（全 8 册）
版　　次　2022 年 1 月第 1 版
印　　次　2022 年 1 月第 1 次印刷
书　　号　ISBN 978-7-5719-1217-8
定　　价　160.00 元（全 8 册）

罗云涛

医学博士，中医师，高级保健按摩师，师从全国名老中医药专家陈新宇教授，长沙市老干部大学保健系特聘教师。擅长治疗小儿感冒、咳嗽、肺炎、鼻炎等肺部疾病，腹泻、便秘等胃肠道疾病。积极推广小儿推拿疗法、中医药治疗小儿疾病的方法，推动中医疗法进家庭，同时致力于小儿健康知识科普。作为丛书主编之一，编撰中小学生中医药文化知识读本丛书，帮助提高小儿健康素养，让小朋友健康快乐成长。

邓旭

医学博士，中医主治医师，高级保健按摩师，师从全国名老中医药专家陈新宇教授。擅长治疗小儿感冒、咳嗽、哮喘、腹泻等内科疾病，湿疹、疱疹等皮肤疾病。擅长运用小儿推拿、穴位敷贴等疗法治疗小儿疾病，减少药物运用，并推动小儿健康知识科普。作为丛书主编之一，编撰中小学生中医药文化知识读本丛书，为小朋友提供基本健康知识，助力健康成长。

我怎么流鼻涕了？

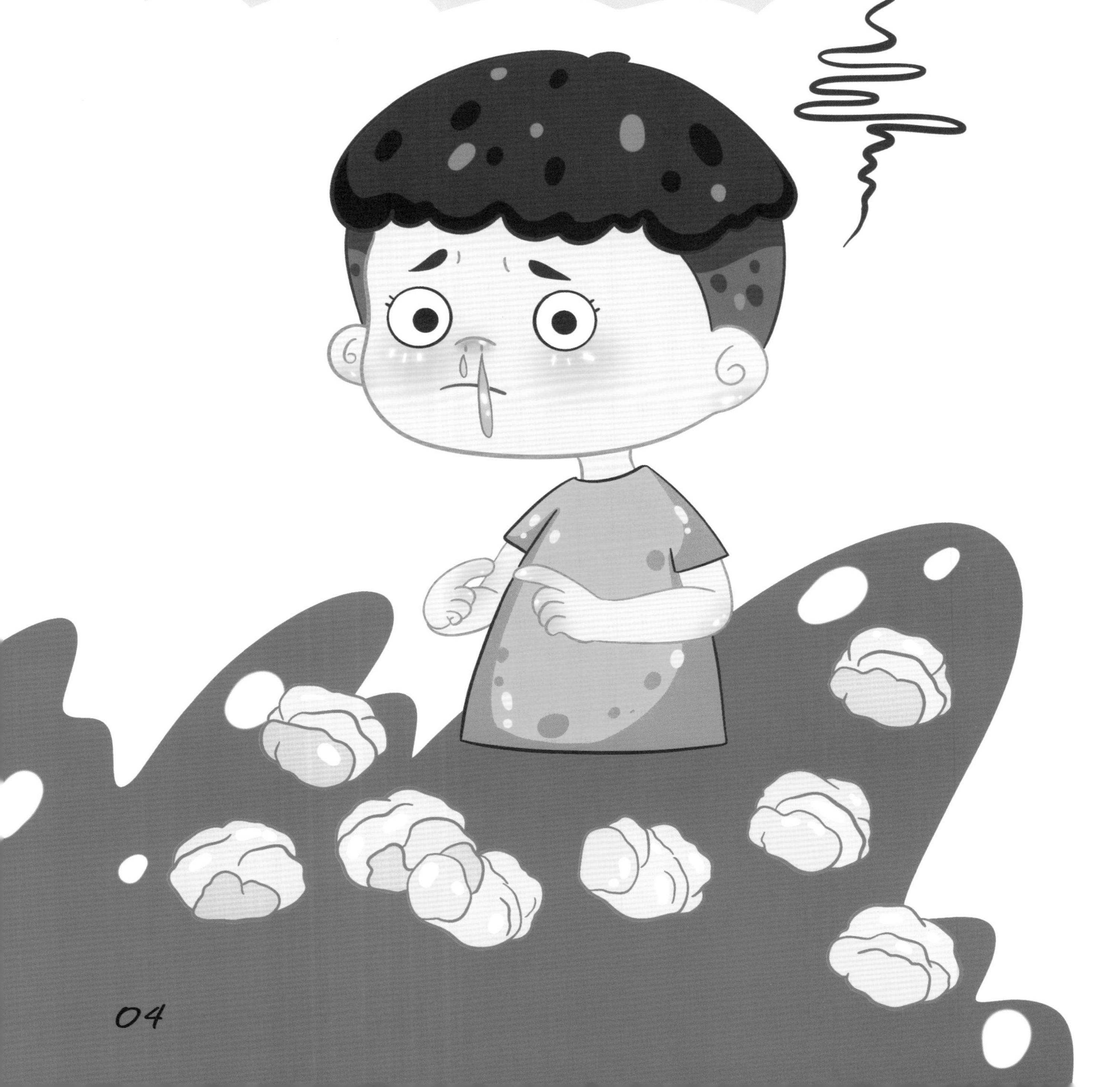

05

鼻炎通常有什么表现?

鼻炎就是鼻腔的炎性疾病。

鼻炎可能会有这些表现。

鼻子堵住了

鼻子痒痒的

流鼻涕

闻不到味道

打喷嚏

呼吸系统的构造！

呼吸系统由鼻、咽喉、气管、支气管和肺组成。我们的鼻子是通过气管和肺相连接起来的。

会厌软骨

09

我们是怎么呼吸的?

呼吸主要是肺在起作用。

而口腔也可以与我们的气管相通,所以也可以用嘴巴来呼吸。

肺

肺

10

肺脏膨胀，新鲜空气就被**吸入体内**，肺脏一挤压，就把空气挤压出去了。

肺

肺

11

鼻子可以净化空气！

鼻子里的鼻毛可以**过滤**空气中的**灰尘和细菌**等杂物，鼻子也会通过**分泌黏液**来**净化空气**。

鼻炎是哪里出了问题?

鼻炎虽然表现为鼻子在**流鼻涕**，但根本是**肺脏出问题了**！

过敏性鼻炎是什么?

过敏性鼻炎是接触了这些易导致**过敏的物质**,比如牛奶、芒果、海鲜、动物毛发等,而引起的鼻炎。

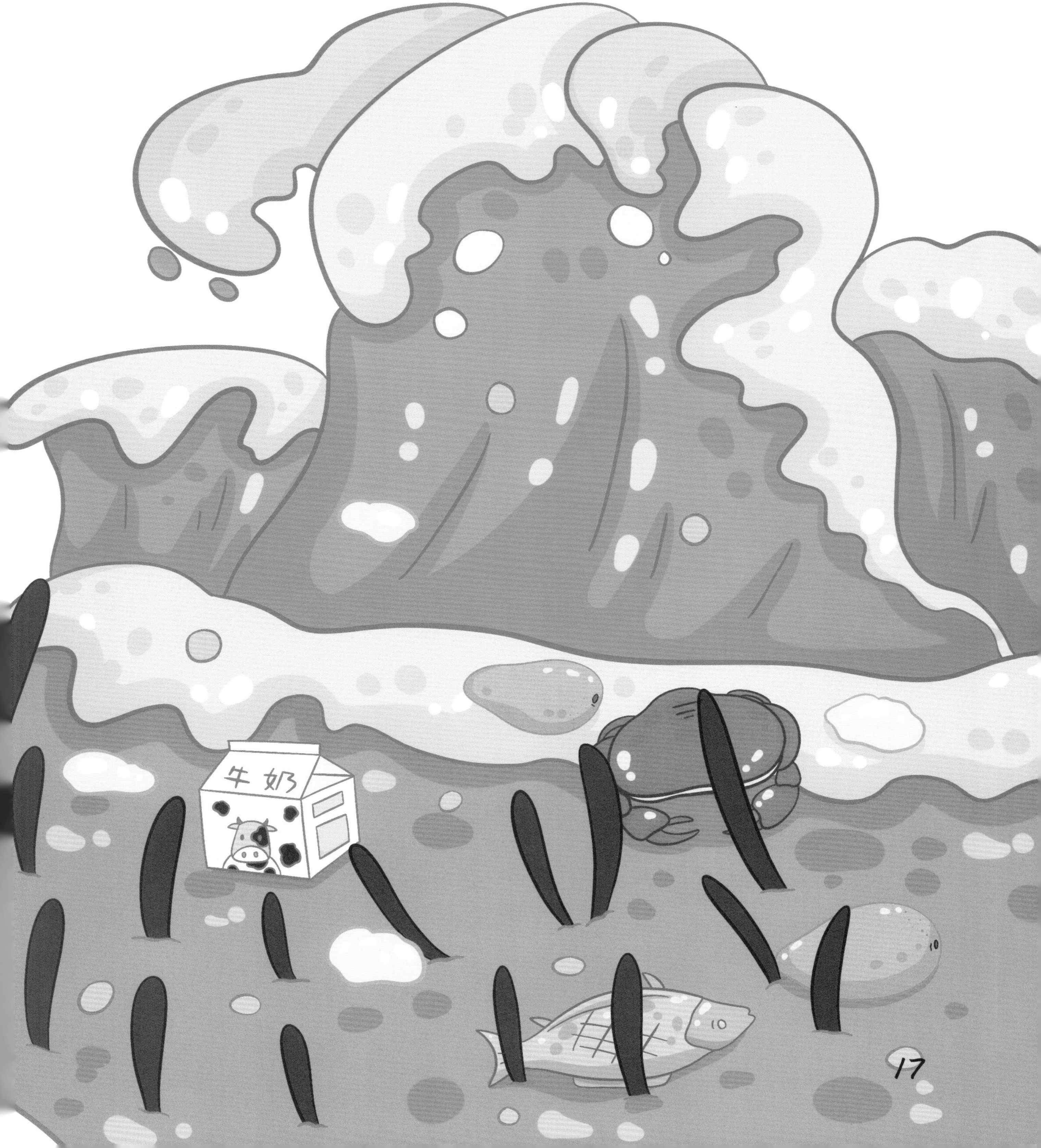

你的鼻涕是什么颜色的呢？

鼻涕可以反映
我们的病情！

热

寒

最简单的判别方法就是鼻
涕的颜色、质地。颜色白、质
地稀的多属于寒证、虚证，颜
色黄、质地黏稠的多属于热证、
实证。

痰

不要随地甩鼻涕！

鼻涕里含有**邪气**，随地甩鼻涕这些邪气就可能会**传染**给其他小朋友！

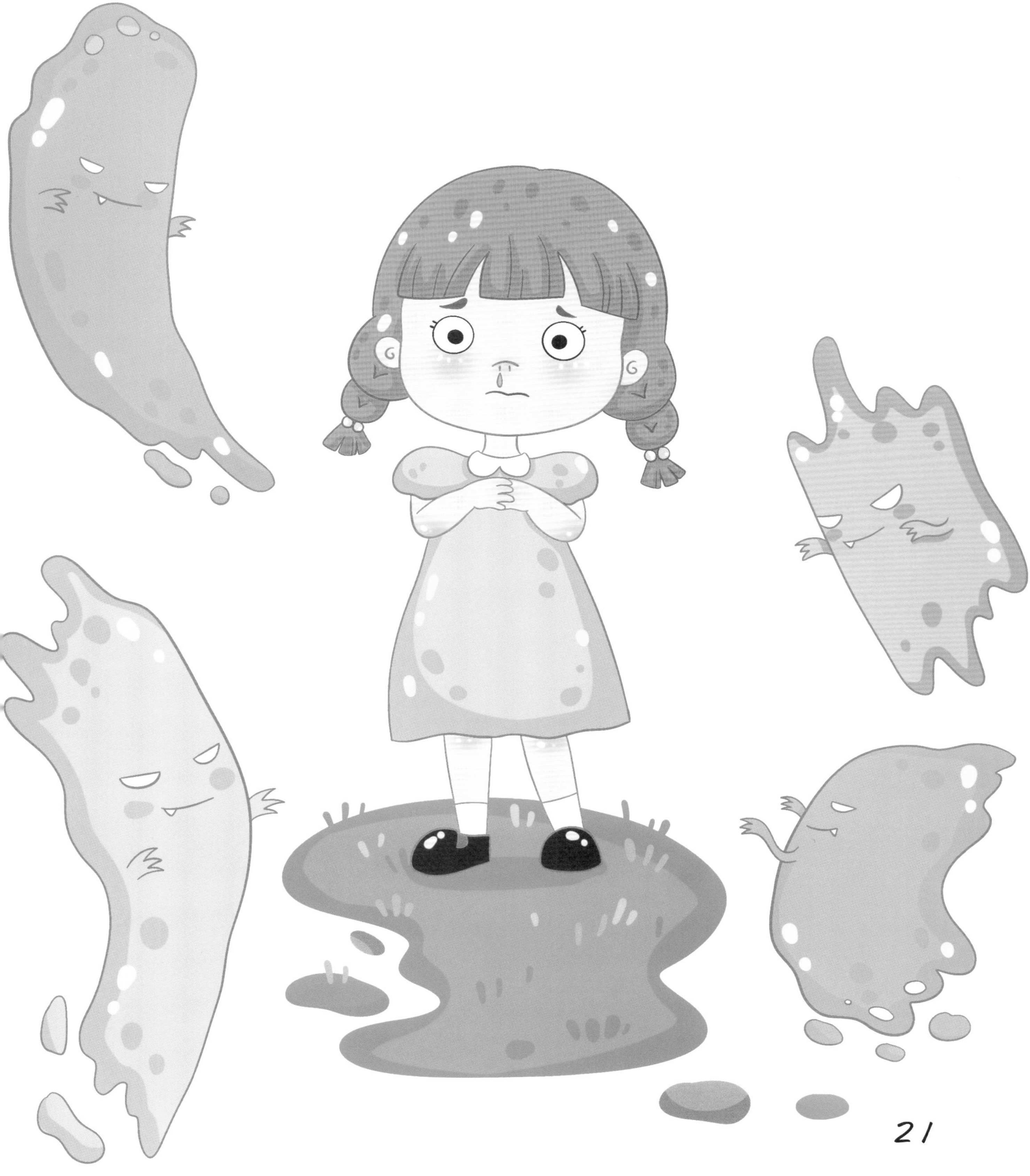

正确的擤鼻涕方法！

✕ 不要两边一起擤鼻涕

✕ 不要咽下去

擤鼻涕时至少留一个鼻孔出气

注意保护鼻腔！

24

不要经常**用手抠**鼻子，不要**修剪**鼻毛，以防止**破坏**鼻腔。

如何预防鼻炎？

戴好口罩

不去花粉
密集地

26

天凉加衣服

湿衣服
及时换

27

增强体质，远离鼻炎！

中医里的**冬病夏治**，对于一些冬季容易发生或加重的疾病，在夏季给予针对性的治疗，提高机体的抗病能力，从而使冬季易发生或加重的病症减轻或消失。如三伏贴，可增强我们的体质。

锻炼身体，强健体魄！

鼻炎是什么？

　　鼻炎，就是鼻腔的炎性疾病，是病毒、细菌、过敏原等引起的鼻腔黏膜的炎症。最常见的就是过敏性鼻炎。

　　鼻炎的流鼻涕、打喷嚏等症状也可以在感冒、时行感冒等疾病中出现。但鼻炎多仅仅表现为鼻部的局部症状，少数严重者才可能出现头痛、耳痛、发热、畏寒、食欲不振等症状。

中医里的鼻炎

　　中医将鼻炎称为"鼻渊""鼻鼽（qiú）"，是鼻科常见病、多发病之一，包括了西医里的各种急性、慢性鼻炎、过敏性鼻炎等。

　　中医认为鼻炎多因外感风、寒、热等邪毒，久而化热，犯及鼻窍；或因体内湿热之邪上扰鼻窍而成。其病位主要在肺，也可以在胃、胆等脏腑。

教会孩子正确擤鼻涕

　　如果擤鼻涕不当，会使鼻腔压力增大，压力可能会使血管破裂，造成流鼻血。同时因为鼻腔通过耳咽管与耳道相通，鼻腔压力过大可能导致耳鸣、耳胀，甚至可能出现中耳炎症。

　　正确擤鼻涕的方法，是要保证至少一个鼻腔与外界相通，降低鼻腔压力。例如用手指压住一侧鼻孔，轻轻用力向外呼气，另一侧鼻孔的鼻涕便会擤出来，用同样的方法再擤对侧。或者用手绢放在双侧鼻孔的前方，不压鼻孔只是轻轻用力从鼻孔向外呼气，将鼻涕擤在手绢中。

如何预防鼻炎

　　1. 绝大多数的鼻炎都是由感冒引发的，对于鼻炎的预防就离不开预防感冒。要多进行锻炼，增强体质，减少患上感冒的概率。

　　2. 在感冒的多发时期，戴上口罩。如果发现感冒患者就要远离。

　　3. 在寒冷的季节要做好鼻子部位的保暖，以免鼻黏膜受到冷空气的刺激。还要减少挖鼻孔，更不要用力。

　　4. 家里要保持干净整洁，不要让螨虫等有引发鼻炎的机会；在花粉比较多的时候尽量减少外出。

治疗鼻炎的小药膳

辛夷苏叶粥

【原料】辛夷花、紫苏叶各 10g，大米 100g。

辛夷花　　　紫苏叶　　　大米

【做法】

将辛夷花、紫苏叶洗净，放入锅中，加清水适量，浸泡 5 ~ 10 分钟后，水煎取汁。

加大米煮为稀粥，或将鲜紫苏叶洗净，切细，待粥熟时调入粥中，再煮一、二沸即成。每日 1 ~ 2 剂。

葱姜豆豉汤

【原料】葱白连根3根，生姜3片，淡豆豉15g，盐、食用油各适量。

葱白（连根）

生姜

淡豆豉

【做法】

将葱、姜洗净，切碎，放锅中加食油、食盐、淡豆豉煸炒后，加入适量水煮汤，至熟后调味服食。每日1剂。

鼻炎的小儿推拿

揉迎香、肺俞

位置：迎香穴位于鼻翼两侧，鼻唇沟处；肺俞穴位于背部，第三胸椎棘突下旁开 1.5 寸处。

按摩方法：用双手食指画圆按揉，力度适中，一次约按揉 1 秒，共揉 2 分钟，100 ～ 300 次。

迎香穴

肺俞穴

清肺经

位置：无名指掌面侧。

手法：用拇指指腹自指根向指尖（无名指末节螺纹面）直推 100 ～ 300 次，或推 1 ～ 2 分钟。

清天河水（风热感冒用）

位置：腕横纹中央至肘横纹。

手法：可以用水或滑石粉作为介质，用食指、中指二指指腹，自腕横纹中央起，推至肘横纹，动作要轻、快，推拿200～400次。

开天门

位置：从眉心垂直向上至发际线的一竖线。

手法：两拇指指端交替从下至上推，一般操作100～200次，或推1～2分钟。

运内八卦

位置：手掌内面。

按摩方法：将手掌摊开，以掌心为圆心，从圆心至中指指根横纹约2/3处为半径做圆周，沿着这个圆周顺时针按摩200次。

内八卦

神奇的三伏贴

三伏贴，根据中医"冬病夏治"的理论，即对一些在冬季容易产生、复发或加重的疾病，在夏季进行扶正培本的治疗，以扶助正气，改善体质，从而达到防治疾病的目的。

过敏性鼻炎、慢性鼻炎，多数在冬春季节发作，可以在夏季运用三伏贴来进行防治，应到正规中医医疗机构咨询和治疗。

鼻炎还应注意什么?

1. 注意锻炼身体，参加适当的体育活动，注意气候变化，及时增减衣服。

2. 适当吃一些葱、姜、蒜、牛羊肉等，不要吃太辛辣刺激、油腻的食物。

3. 不要用手挖鼻孔，及时正确地擤鼻涕，保持鼻子干净、温暖。

4. 保持良好的心情。

鼻炎的临时用药

如果鼻塞特别严重，影响生活或睡眠质量，可临时选用喷鼻剂缓解，但应该正确使用，严重者应当去医院就诊。

1. 请先清洁双手。

2. 清洁鼻腔。

使用喷鼻剂前应先清洁鼻腔，擤出鼻涕，可辅助使用盐水鼻喷雾剂清洁鼻腔，这样才能使药物充分作用于鼻腔黏膜。

3. 充分摇匀药物，拔掉瓶盖。

4. 手持鼻喷剂。

用右手拇指托在瓶底，食指与中指分别放在喷头的两侧，夹住喷头。第一次用药前及超过 1 周以上没用过时，需充分摇匀药瓶后对空喷压药剂 1 或 2 次。

5. 朝向鼻腔外侧壁喷药，次数、频率遵医嘱。

6. 用手将鼻喷剂的喷头放进左侧鼻孔前，喷头方向朝向自己外眦（外眼角）方向，保持瓶子基本竖直，不要过度倾斜。

7. 按压的同时轻轻地用鼻吸气，再用口呼气。

8. 将鼻喷剂换至左手，同理，重复以上步骤。

9. 鼻喷剂使用后，瓶口需擦干净，盖上瓶盖，垂直放置药瓶。

鼻炎需要吃抗生素吗？

急性鼻炎，多是由病毒感染导致的，有的患者如果鼻腔内出现大量黄脓鼻涕，可能提示局部有细菌感染，可以在医生指导下口服抗生素进行对症治疗，控制之后应尽快停药。

过敏性鼻炎不需要应用抗生素，其主要是由过敏反应导致的，跟细菌感染没有关系，所以无需应用抗生素。

慢性鼻炎大多数是由急性鼻炎反复发作导致的，主要表现为鼻子不通气、流黏稠鼻涕等，大多数不伴有细菌感染，也无需应用抗生素治疗。

鼻炎什么时候需要及时去医院？

√ 持续不退的高热（高于 38.5℃）伴有寒颤，惊厥抽搐。

√ 孩子精神状态差，疲乏无力，胃口减退，睡眠差。

√ 鼻涕和痰液的颜色是浓稠的黄绿色，或者铁锈色，甚至夹有血丝。

√ 呼吸明显增快，甚至呼吸困难的情况；嘴唇青紫。

√ 出现耳朵疼痛、面部按压疼痛，可能并发鼻窦炎、中耳炎。

温馨提示

拉肚子，哗啦啦！

罗云涛 邓旭　主编

黑龙江科学技术出版社

HEILONGJIANG SCIENCE AND TECHNOLOGY PRESS

图书在版编目（ＣＩＰ）数据

拉肚子，哗啦啦！ / 罗云涛，邓旭主编 . —— 哈尔滨：
黑龙江科学技术出版社，2022.1
（我不怕生病）
ISBN 978-7-5719-1217-8

Ⅰ . ①拉… Ⅱ . ①罗… ②邓… Ⅲ . ①小儿疾病 – 腹
泻 – 儿童读物 Ⅳ . ① R723.11–49

中国版本图书馆 CIP 数据核字 (2021) 第 247946 号

拉肚子，哗啦啦！
LADUZI, HUALALA!

作　　者　罗云涛　邓旭
策划编辑
封面设计　深圳 . 弘艺文化　HONGYI CULTURE
责任编辑　马远洋
出　　版　黑龙江科学技术出版社
地　　址　哈尔滨市南岗区公安街 70–2 号
邮　　编　150007
电　　话　（0451）53642106
传　　真　（0451）53642143
网　　址　www.lkcbs.cn
发　　行　全国新华书店
印　　刷　哈尔滨市石桥印务有限公司
开　　本　889 mm × 1194 mm　1/16
印　　张　2.5
字　　数　160 千字（全 8 册）
版　　次　2022 年 1 月第 1 版
印　　次　2022 年 1 月第 1 次印刷
书　　号　ISBN 978-7-5719-1217-8
定　　价　160.00 元（全 8 册）

罗云涛

医学博士，中医师，高级保健按摩师，师从全国名老中医药专家陈新宇教授，长沙市老干部大学保健系特聘教师。擅长治疗小儿感冒、咳嗽、肺炎、鼻炎等肺部疾病，腹泻、便秘等胃肠道疾病。积极推广小儿推拿疗法、中医药治疗小儿疾病的方法，推动中医疗法进家庭，同时致力于小儿健康知识科普。作为丛书主编之一，编撰中小学生中医药文化知识读本丛书，帮助提高小儿健康素养，让小朋友健康快乐成长。

邓旭

医学博士，中医主治医师，高级保健按摩师，师从全国名老中医药专家陈新宇教授。擅长治疗小儿感冒、咳嗽、哮喘、腹泻等内科疾病，湿疹、疱疹等皮肤疾病。擅长运用小儿推拿、穴位敷贴等疗法治疗小儿疾病，减少药物运用，并推动小儿健康知识科普。作为丛书主编之一，编撰中小学生中医药文化知识读本丛书，为小朋友提供基本健康知识，助力健康成长。

咕噜咕噜咕噜

肚子疼，总想上厕所。

这是拉肚子了！

咕噜咕噜噜

肚子疼，总是咕噜咕噜叫，想拉便便！

06

去厕所拉便便的次数增加，或者拉便便的时候，便便是稀稀的，甚至和水一样。

为什么会拉肚子呢？

引起拉肚子的原因有很多，其中最常出现的是由**食物**引起的拉肚子。

如果吃很多冷饮，或者一下子吃很多食物，就可能拉肚子；

食物**不干净**、过了保质期，也会引起拉肚子；还有一些疾病，比如**感冒了**也会有拉肚子的情况。

拉肚子是身体哪里出问题了呢?

大肠

小肠

脾

胃

肾

肾

膀胱

脾胃和肠道正常工作，**营养被吸收**，便便就不会太干或者太稀，能正常排出。

拉肚子是**脾胃**和**肠道**的功能出问题了呀!

肾

肾

脾

胃

小肠

大肠

膀胱

如果脾胃和肠道不能正常地消化和吸收营养，就不能使大便正常干燥，最后就产生了拉肚子。

11

罪魁祸首是湿邪！

　　拉肚子的主要邪气是湿邪。湿，就是潮湿的意思；而湿邪，可以简单理解为水湿变成邪恶坏蛋，它像一团水雾困住了我们的脾胃，伤害我们的身体。

12

严重的湿邪就像洪水一样，使脾胃不能正常工作，同时又和食物或废料一起形成*稀的大便*。

脾胃虚弱的时候，不能够好好工作，不能及时处理身体里的废料，这样也会产生*湿邪*。

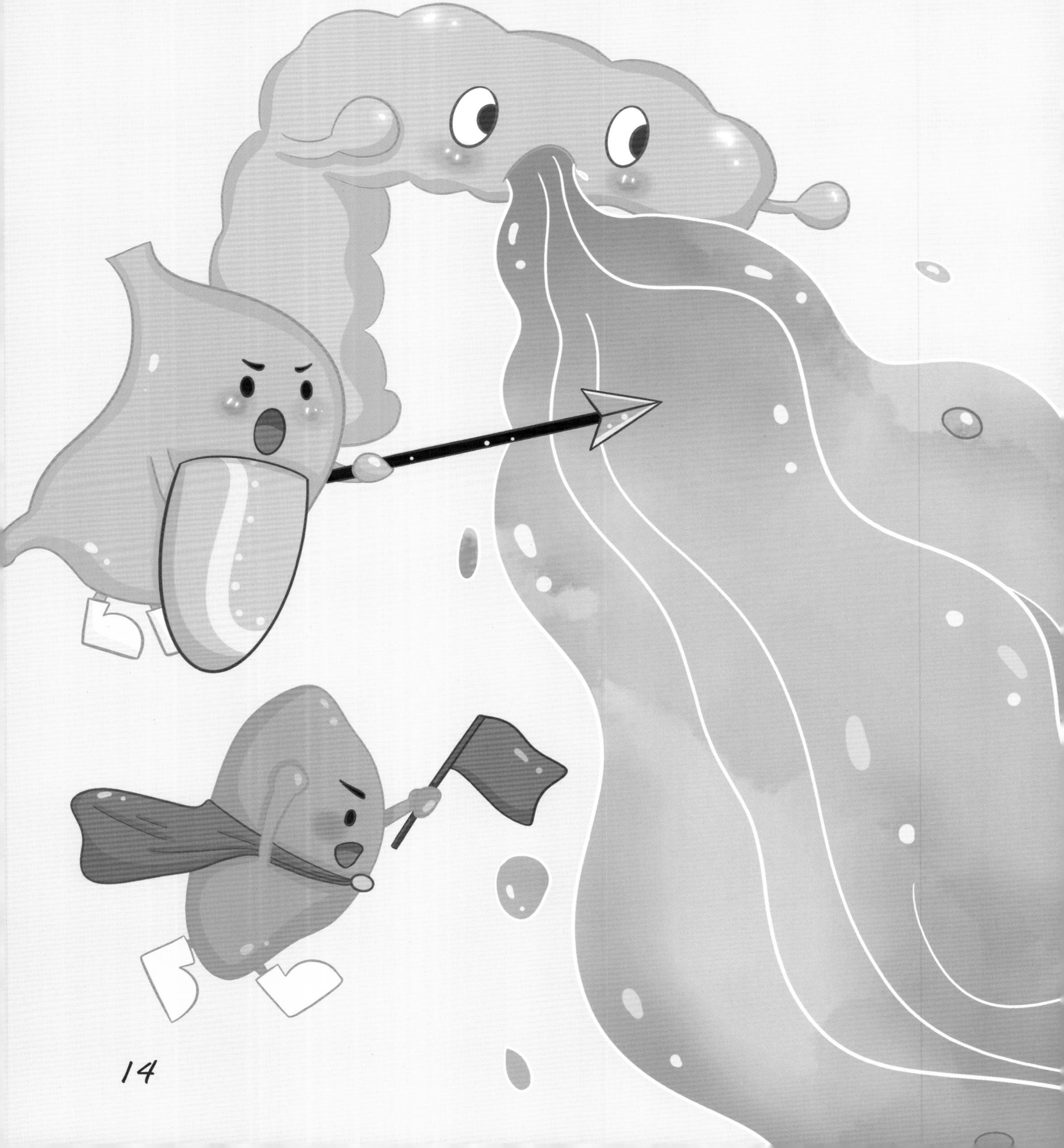

拉肚子有时在帮身体清除有害物质！

当有害食物进入我们的身体时，为了更快地排出有害物质，肠道也会分泌水分来帮助排出有害物质，这也是我们人体自我保护的机制。

拉肚子后会发生什么？

由于大量的水分随大便排出，所以会导致身体缺水。

同时脾胃功能被湿邪困住，也不能很好地消化食物和吸收营养。

我们应该怎么办？

拉肚子后应该多喝温热水来补充水分。
还要注意腹部的保暖。

要吃**清淡**的食物，比如蔬菜、瘦肉粥；不要吃太辣、太咸等口味重的食物，记得及时补充**营养**！

怎么预防拉肚子呢？

尽量少吃、不要贪吃
冰冷的食物或者饮料哦！
要注意腹部的**保暖**，
不要着凉了！

20

平时要养成良好的**卫生习惯**！吃干净的食物，不喝生水，不吃变质过期的食物！

还要注意千万不要暴饮暴食，三餐要按时吃，最重要的是饭前便后**要洗手**！

21

危险——这是痢疾！

如果同样是拉肚子，但是便便上**有血**，肚子痛得很厉害或者大便中有红色或白色的像果冻一样的东西，那就是**痢疾**了！这时候要马上去医院就医！

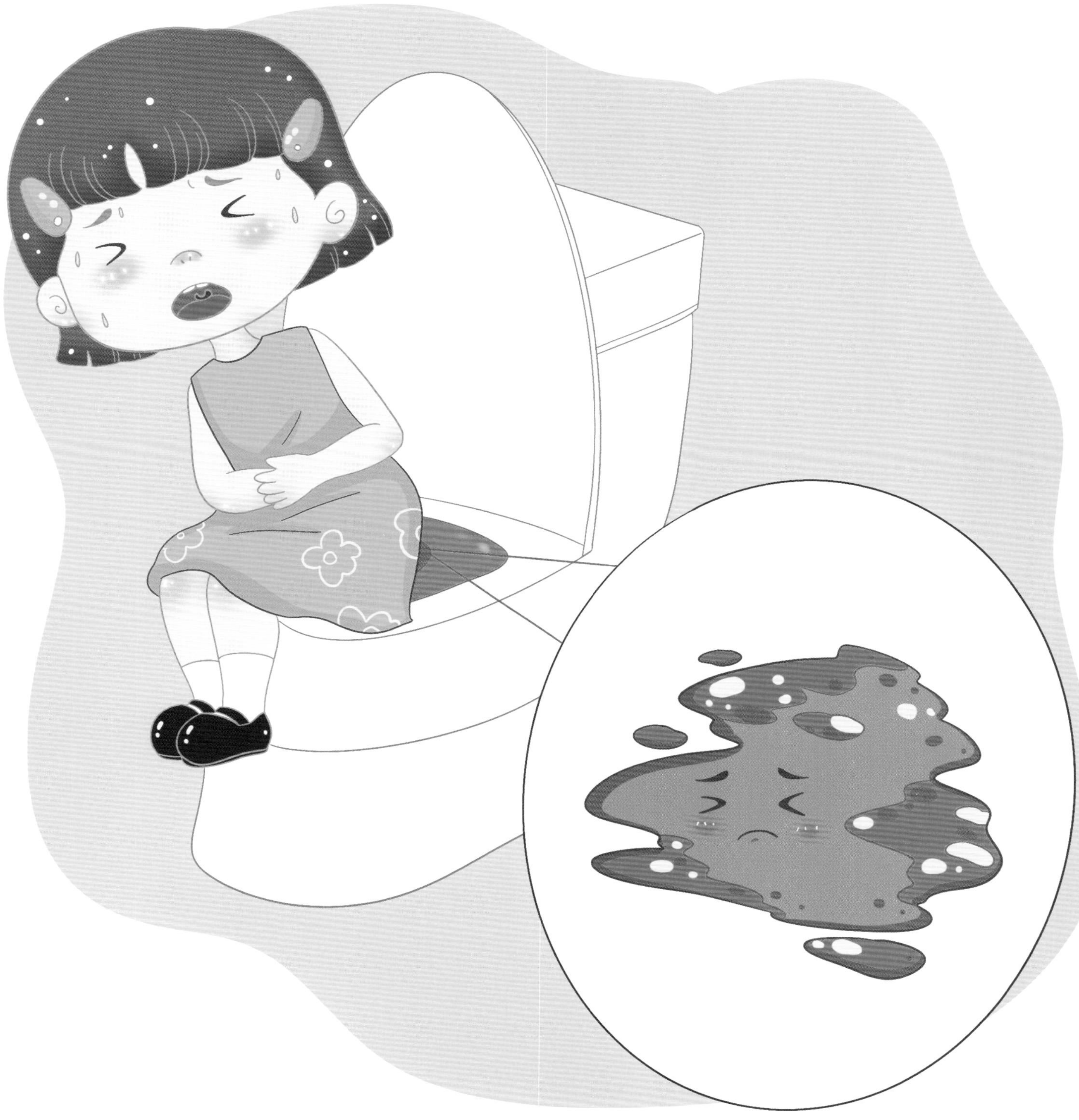

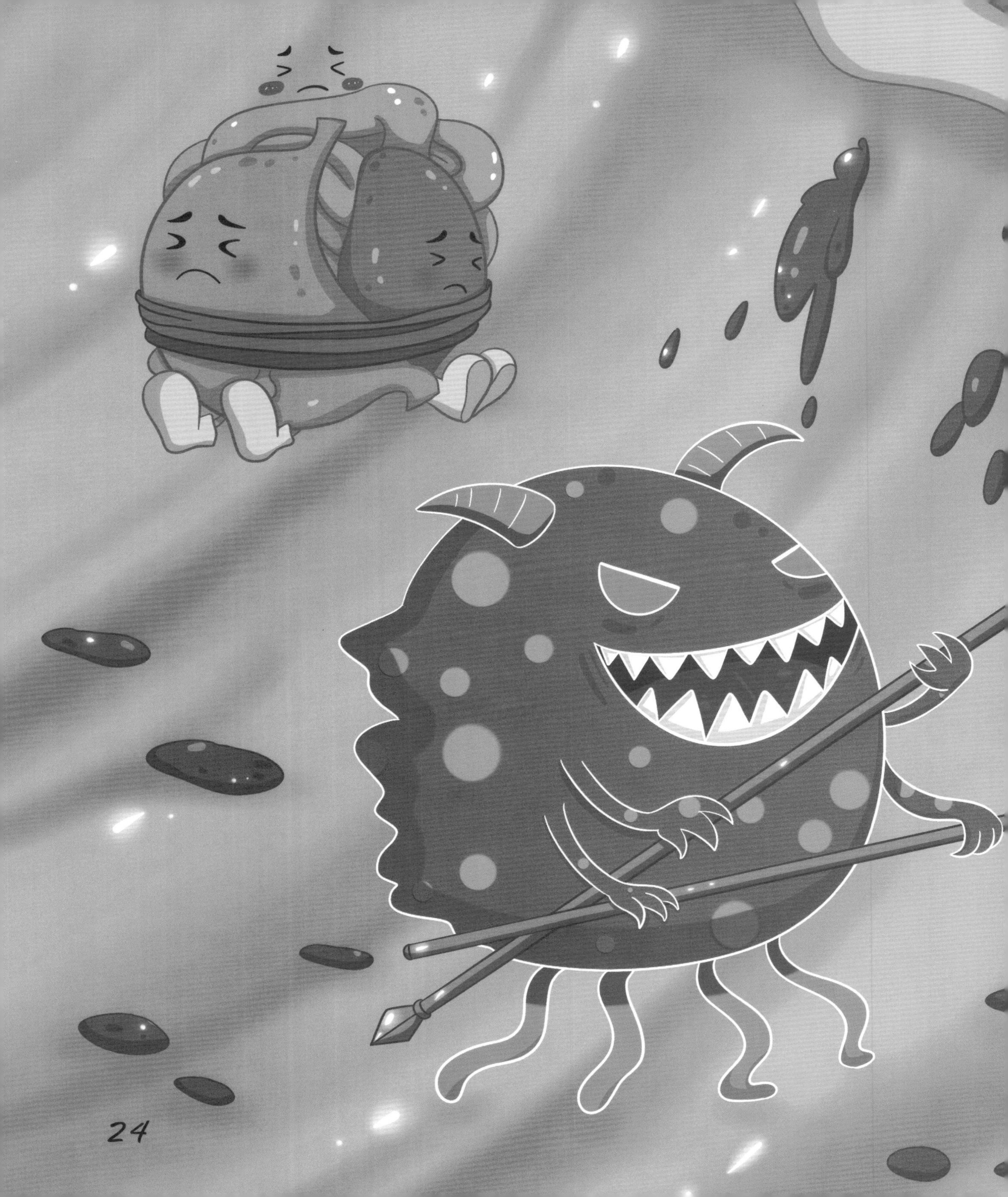

痢疾是什么?

痢疾是**湿热毒邪**所致,痢疾会有以下几种表现:

1. 拉肚子的同时肚子痛得很厉害。

2. 便便中带赤白脓血,赤白脓血就是红色或者白色的像果冻一样的东西。

3. 会出现里急后重的情况(刚上完厕所又想上)。

25

痢疾会传染！

痢疾主要通过粪口途径进行传播。

粪口传播是指细菌、病毒通过大便排出体外，污染了环境和食物，我们接触到，又进入呼吸道或消化道于是就被传染了。

怎么预防痢疾！

20秒

勤洗手
饭前便后都要洗手
洗手超过 20 秒

进食干净的水和食物。

保持房间**干净**，减少**蚊蝇滋生**。

29

什么是拉肚子?

小朋友的大便总是稀的,甚至全都是水样,或夹带不消化的食物,小朋友去厕所拉便便的次数增加,这就是拉肚子了。

为什么会拉肚子?

一般是因为小朋友贪食冷饮,肚子受凉,暴饮暴食或者进食了不干净的食物或水引起的。

如何应对轻度拉肚子？

1. 注意补充水分和盐分，比如喝一杯温热的盐开水。

2. 如果呕吐得很厉害，不要强行补充水分，等呕吐缓解后，再进行补充，注意少量多次。

3. 可以喝水了就喂食一些瘦肉粥、青菜等容易消化又有营养的食物，注意少量多次。

养成良好饮食卫生习惯

1. 勤洗手，超过 20 秒，饭前便后均要洗手。

2. 不贪食冷饮，注意腹部保暖。

3. 不吃街边不干净的小吃，不吃过期食物。

4. 注意水质健康，不饮生水。

5. 不暴饮暴食。

6. 保持膳食平衡，蔬菜肉类都要吃。

中医里的拉肚子

中医里，拉肚子常见的证型有寒湿型、湿热型和食积型。

寒湿型的大便

清稀，如水样，臭味不重。

湿热型的大便

粘厕所，不易冲干净，臭味重。

食积型的大便

夹有未消化的食物，臭味最重，同时伴有肚子胀。

拉肚子还可以这样做

艾条具有温通经脉、理气祛寒的作用，腹部艾灸对拉肚子有很好的疗效。

步骤：

1. 将艾条点燃，放入艾灸盒中。如果没有艾灸盒，可以用盐包加热后代替。

2. 将艾灸盒或盐包温敷在肚脐周围。

3. 持续时间为 10 ~ 15 分钟，注意观察皮肤状态，以免烫伤皮肤。

神阙穴

生姜 陈皮

寒湿型拉肚子

可以用生姜、陈皮熬水喝，温暖脾胃。

湿热型拉肚子

可以用葛根、薏苡仁熬水喝，清利湿热。

葛根 薏苡仁

山楂 萝卜

食积型拉肚子

可以用山楂、萝卜熬水喝，健脾消食。

也可以足浴哦！

　　足浴，也称作泡脚，对拉肚子也会有一定的好处。一般是以下几个流程。

　　1. 先在盆或者桶中倒入 37℃ 左右的热水。

　　2. 把脚放入盆中，逐渐将水变热至 42℃ 左右，保持水温。

　　3. 足浴时，水一般要淹没过踝部。

　　4. 可以时常搓动脚部，或者用手按揉足底。

　　5. 足浴时间以 30 ～ 40 分钟为宜。

　　6. 足浴过程中会有少量出汗，注意保暖，不要着凉。

　　7. 足浴完毕后，擦干足部，注意足部的保暖

足浴的时候要注意这些哦！

　　1. 足浴不仅可以直接用热水，也可以加入中药。

　　2. 小儿皮肤比较娇嫩，在足浴过程中注意观察皮肤状态。

　　3. 精神紧张、身体过度疲劳的人不适合做足浴

　　4. 饭前、饭后 30 分钟不适合足浴，因为足浴会减弱脾胃的消化功能。

5. 过长时间的足浴会引起血管扩张，从而导致头晕，所以要控制足浴时间。

6. 脚上有伤、水疱，或者脚上有发炎、化脓、溃疡时，就不适合足浴了。

小儿推拿治疗拉肚子

推上七节骨

位置：位于背部正中线，由腰部最低点的凹陷处，到尾脊骨。

手法：让宝宝俯卧，用拇指或中间三指，自下向上，从宝宝尾脊骨向上推至腰部，约 1 秒钟推一下，共推 2 分钟，100 ~ 300 次。

七节骨

揉龟尾

位置：尾椎骨最末端，宝宝小屁股的凹槽内。

手法：让宝宝俯卧，妈妈用拇指按住宝宝尾椎骨最下端，画圆按揉，力度适中，一次约按揉 1 秒，共揉 2 分钟，100 ~ 300 次。

龟尾穴

揉按腹部

位置：以肚脐为圆心，以约 2 指宽为半径画圆。

手法：让宝宝仰卧，妈妈用手掌或中间三指，逆时针在宝宝肚子上缓慢画圆揉按，共揉按 5 分钟左右。

运内八卦

位置：手掌内面。

按摩方法：将宝宝手掌摊开，以掌心为圆心，从圆心至中指指根横纹约 2/3 处为半径做圆周，沿着这个圆周顺时针按摩 200 次。

内八卦

拉肚子有时也要警惕

　　有时拉肚子也会很危险，一些严重的疾病在初期也表现为拉肚子，所以如果一直拉肚子，或者出现以下情况，就要及时去医院就诊。

　　1. 大便中明显有血迹，或者大便呈果酱的样子。

　　2. 持续不断的呕吐。

　　3. 呕吐的不再是未消化食物，而是咖啡样，或者闻起来有大便味道。

　　4. 肚子明显发胀发硬，痛得摸不得。

　　5. 一点儿东西也吃不下。

　　6. 眼睛和皮肤变黄。

　　7. 出现出血性的小疹子。

感冒我不怕！

罗云涛 邓旭 主编

黑龙江科学技术出版社
HEILONGJIANG SCIENCE AND TECHNOLOGY PRESS

图书在版编目（ＣＩＰ）数据

感冒我不怕！ / 罗云涛，邓旭主编 . —— 哈尔滨：
黑龙江科学技术出版社，2022.1
（我不怕生病）
ISBN 978-7-5719-1217-8

Ⅰ . ①感… Ⅱ . ①罗… ②邓… Ⅲ . ①小儿疾病 – 感
冒 – 儿童读物 Ⅳ . ① R725.1-49

中国版本图书馆 CIP 数据核字 (2021) 第 247950 号

感冒我不怕！
GANMAO WO BUPA!

作　　者	罗云涛　邓 旭
策划编辑 封面设计	深圳 . 弘艺文化 HONGYI CULTURE
责任编辑	马远洋
出　　版	黑龙江科学技术出版社
地　　址	哈尔滨市南岗区公安街 70-2 号
邮　　编	150007
电　　话	（0451）53642106
传　　真	（0451）53642143
网　　址	www.lkcbs.cn
发　　行	全国新华书店
印　　刷	哈尔滨市石桥印务有限公司
开　　本	889 mm × 1194 mm　1/16
印　　张	2.5
字　　数	160 千字（全 8 册）
版　　次	2022 年 1 月第 1 版
印　　次	2022 年 1 月第 1 次印刷
书　　号	ISBN 978-7-5719-1217-8
定　　价	160.00 元（全 8 册）

罗云涛

医学博士，中医师，高级保健按摩师，师从全国名老中医药专家陈新宇教授，长沙市老干部大学保健系特聘教师。擅长治疗小儿感冒、咳嗽、肺炎、鼻炎等肺部疾病，腹泻、便秘等胃肠道疾病。积极推广小儿推拿疗法、中医药治疗小儿疾病的方法，推动中医疗法进家庭，同时致力于小儿健康知识科普。作为丛书主编之一，编撰中小学生中医药文化知识读本丛书，帮助提高小儿健康素养，让小朋友健康快乐成长。

邓旭

医学博士，中医主治医师，高级保健按摩师，师从全国名老中医药专家陈新宇教授。擅长治疗小儿感冒、咳嗽、哮喘、腹泻等内科疾病，湿疹、疱疹等皮肤疾病。擅长运用小儿推拿、穴位敷贴等疗法治疗小儿疾病，减少药物运用，并推动小儿健康知识科普。作为丛书主编之一，编撰中小学生中医药文化知识读本丛书，为小朋友提供基本健康知识，助力健康成长。

我怎么感冒了？

姜姜淋着雨跑回家。

回到家后开始**打喷嚏、流鼻涕，**还冷得发抖。

感冒有什么症状呢？

感冒时除了打喷嚏、流鼻涕，还有可能鼻塞、咽喉红肿、咳嗽、恶心、呕吐、拉肚子，**甚至发热**，人也没精神感觉困乏。

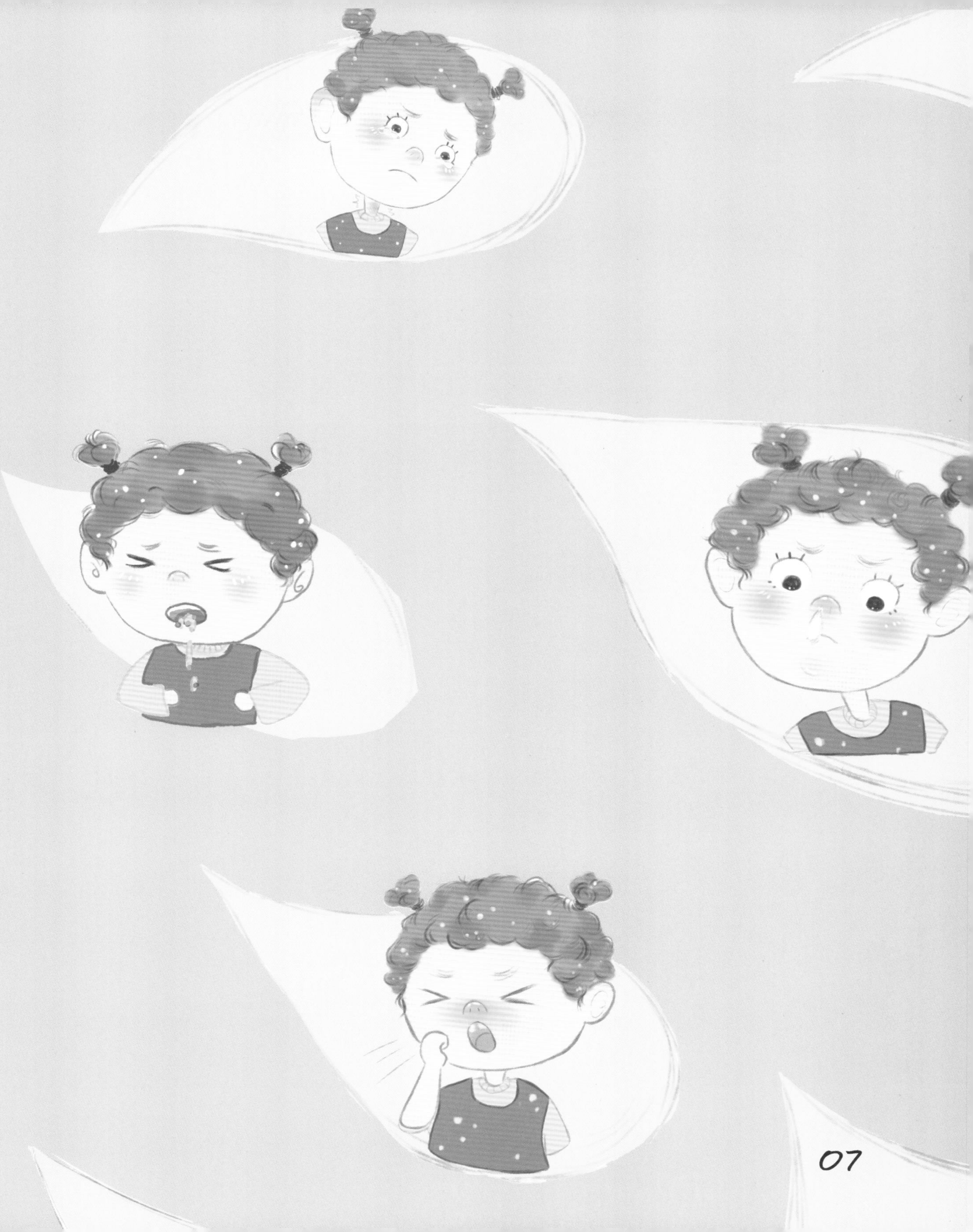

为什么会感冒呢？

感冒是因为感受了外在的**邪气**。邪气，就藏在我们的身边哦。比如下雨的时候，我们感觉到寒冷，还有冷冷的风，就可能会感受**风寒邪气**。

所以下雨天，我们应当及时避雨，还要擦干身体呀！

09

邪气是怎么产生的?

神奇的大自然里有着六种不同的**气候变化**,它们就是——**风、火、暑、湿、燥、寒。**对于气候变化,小朋友们你们有什么感受呢?

但是当自然界的气候异常变化,超过了身体的适应能力,或者正气不足,身体适应不了气候变化,**六气**变成了会伤害我们的**邪气**。

我们都知道夏天是酷暑，天气很炎热，但是如果今年夏天特别热，气温急剧升高，"暑气"就会变成暑邪攻击我们的身体，我们就会中暑，还有一种情况，如果我们生病了，当我们面对正常夏季的暑热的时候，是不是也会觉得比平常更热更难受呢？

正气保护我们

风

寒

燥

平时，**正气**都是分布在体表的，保护着我们的身体。

暑

湿

火

当**正气不足**，或功能紊乱时，**邪气**就趁虚而入。
或者邪气过于强大，打败了正气时，也会侵入身体。

外邪侵入，引起感冒的时候，我们全身的正气就会立马调动起来，与邪气作斗争！

14

正邪斗争越剧烈，发热也越高。正气胜了，就会出汗，热也会退；而如果邪气胜了，则会高热不退。所以我们应该帮助我们的正气，比如多补充温热水，吃清淡的粥。

打喷嚏、咳嗽，都是正气把邪气赶出去的方法。

有痰一定要吐出来哦，这样会帮助正气把邪气赶出我们的身体，痰要用纸把痰包好，扔垃圾桶里！

出汗，也是正气驱散邪气的重要方法。

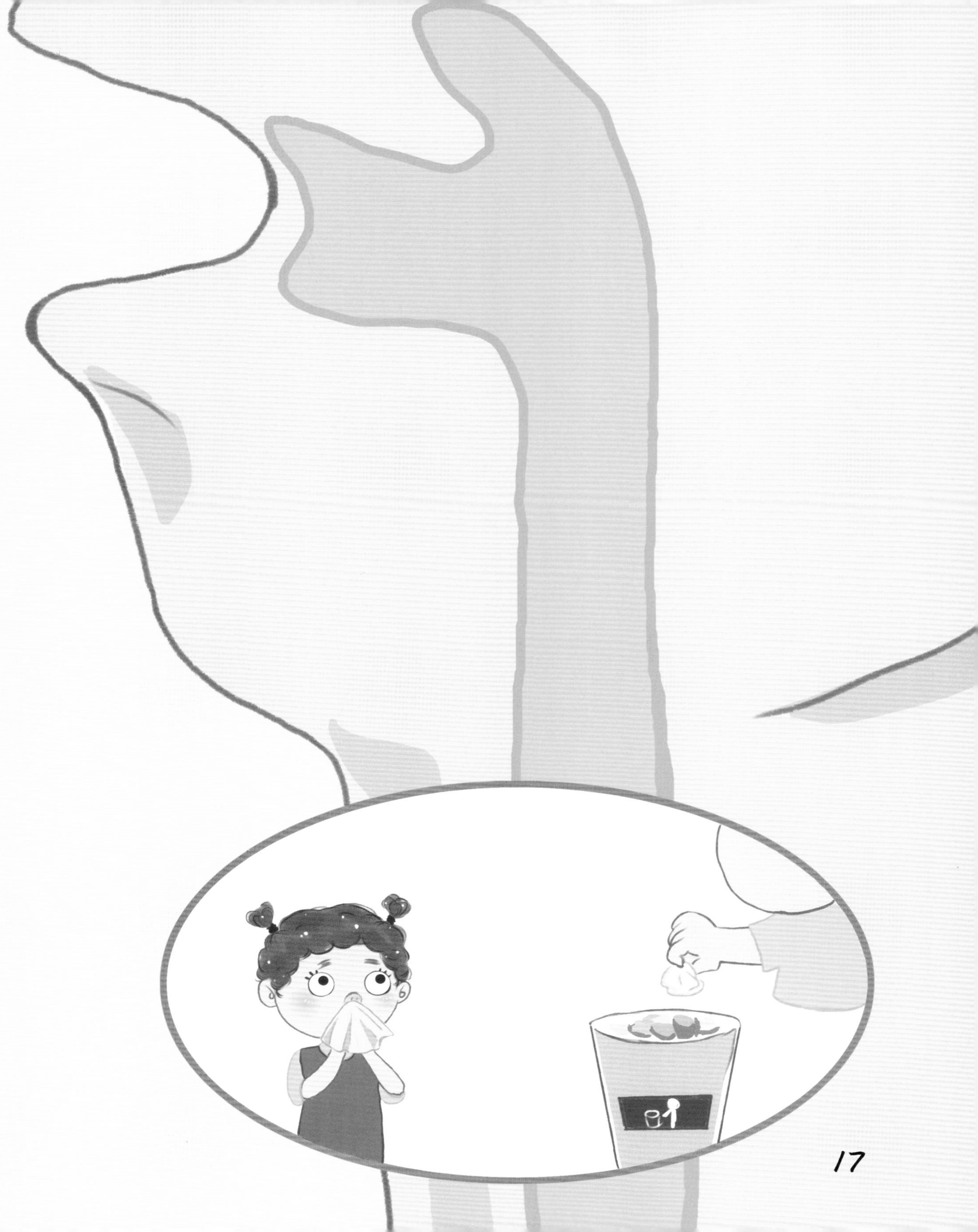

为什么你感冒了，

18

他却没有呢?

感受外界的邪气之后,并不是每一个人都会生病。

这是因为每个人的**正气**都是不一样的,也就是妈妈常说的**"抵抗力"**不一样。不论是外界的邪气,还是身体内的邪气,在**正气充沛**的时候,正气都可以打败邪气,我们就不会生病啦!

正气是可以增强的！

增强正气，我们可以：

（1）锻炼身体。

（2）早睡早起，生活有规律。

（3）按时吃饭，不挑食，不贪吃。

（4）保持良好的情绪。

（5）寻求中医医师的帮助进行调理。

怎么预防
感冒？

不仅要增强正气，最重要的是我们也要学会**躲避邪气**！

比如下雨了不要淋雨，被雨淋湿了要及时擦干身体，出门要戴好口罩，勤洗手等等。

你知道中医的时行感冒吗?

时行感冒就是指流行性感冒，又叫流感。它和感冒的症状很像，但它的症状比感冒更严重。时行感冒是因为感受了四时不正之气。

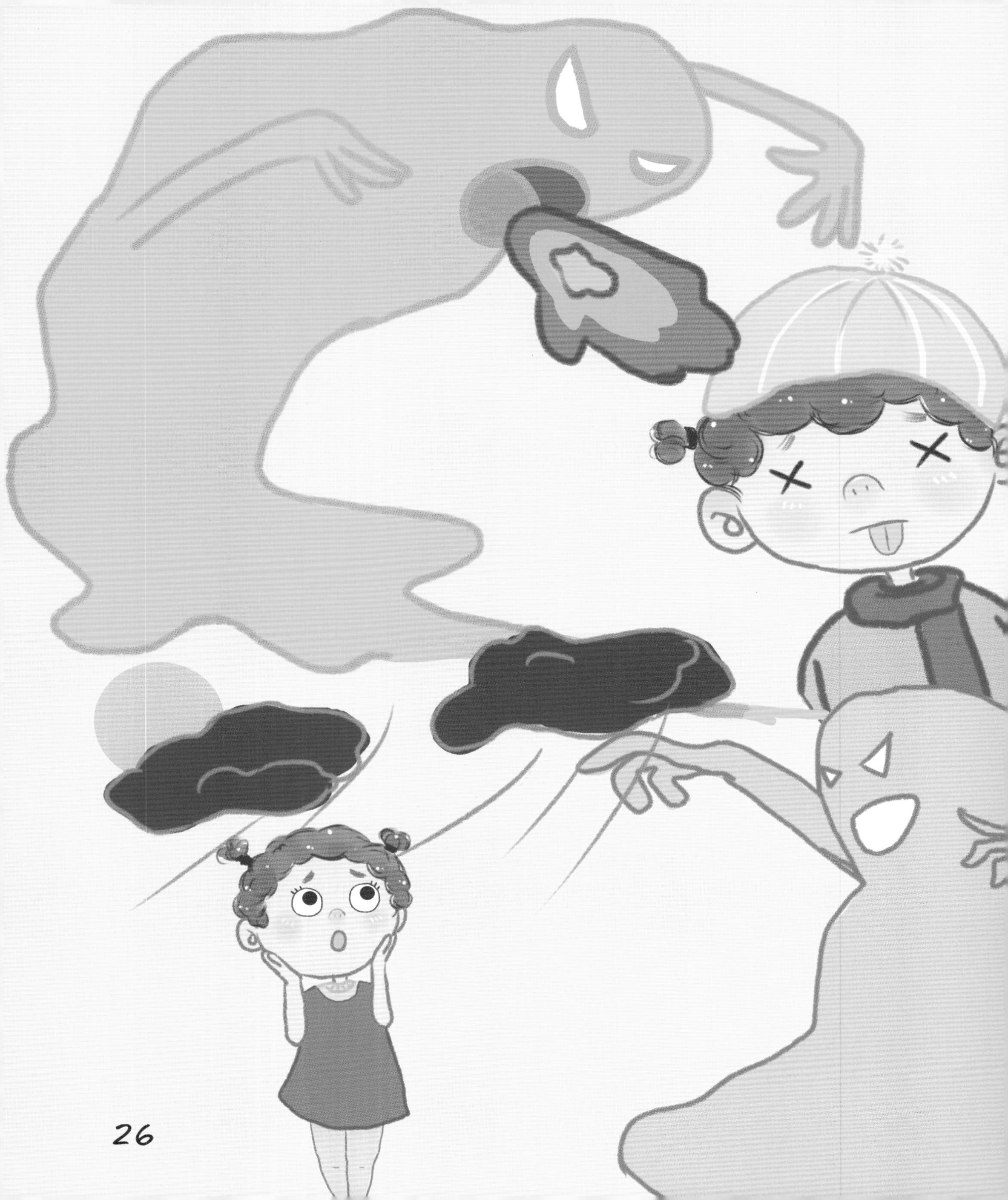

时行感冒在冬天和春天最常见，
它具有很强的传染性和流行性。
可以用熏艾草的方法来赶跑它。

得了感冒怎么办？

感冒了，要及时和爸爸妈妈或者老师说！

回家好好休息，或者戴好口罩
去医院治疗。病好了，再好好玩！

给父母的百宝箱

感冒是什么？

感冒是鼻腔、咽、或喉部急性炎症的总称。通常表现有鼻塞、流涕、打喷嚏、咳嗽、头痛、恶寒、发热、全身不适等症状。

感冒是怎么引起的?

感冒是人体感受风邪而产生的，还有可能兼有其他邪气，如兼有寒邪就会形成风寒感冒，兼有热邪就会形成风热感冒。

感冒常见的类型有哪些？

感冒，中医里常见的类型有风寒感冒、风热感冒以及暑湿感冒。风寒感冒以怕冷、发热、无汗、咳吐稀薄白色痰为主要表现。而风热感冒以发热、出汗、咳吐黄黏痰、咽喉红肿为主要表现。暑湿感冒则发生在夏秋之季，以低热、腹胀，或伴有拉肚子等为主要表现。

如何改善感冒的症状？

　　此时不应该盲目地给孩子吃抗生素、输液，或者吃清热的中成药。及时补充水分，多喝热水，热水可以用简单的中药汤饮代替，如风寒感冒可以用生姜、紫苏叶、葱白熬水，风热感冒可以用薄荷、金银花、菊花熬水，暑湿感冒可以用荷叶、薏苡仁熬水。

荷叶

薏苡仁

金银花

菊花

薄荷

生姜

紫苏叶

葱白

一些其他的感冒症状应该怎么办？

咳嗽

鼓励孩子把痰吐出来，给孩子轻轻拍背。

给孩子煮一杯冰糖梨汁水。

用陈皮泡水代茶饮，可以止咳化痰。

发热

尽量休息，注意保暖。可以盖好被子，喝点温热水，或喝些白米粥帮助出汗。注意保持身体干燥，及时更换干燥舒适衣物。

小儿推拿退热手法（适用于风寒感冒，没有汗出的时候）——清天河水：用食、中指二指指腹，自总筋（腕横纹中央）起，推至肘横纹，动作要轻、快，可以用水作为介质，推拿 200 ～ 400 次。

鼻塞，鼻涕很多

按一按迎香穴。

定位：鼻翼外缘中点旁开，当鼻唇沟中。注意擤鼻涕不要太用力了，否则会对耳朵和鼻腔造成伤害！

积食

孩子觉得吃不下饭，肚子胀，或有便秘，就可能有积食了。要注意少量多餐，饮食清淡，不可喂食大量"补品"。可以按揉腹部中脘穴，或顺时针按摩腹部，促进积食排出。

拉肚子

及时补充水分和电解质，防止脱水。可以按揉龟尾穴、足三里穴，或逆时针按摩腹部。

什么时候应该马上就医？

当遇到下面的情况时，表示病情已从表入里情况严重，应当尽快到医院就诊：高热不退、哮喘、呼吸困难、嗜睡或烦躁不安、耳朵痛、胸口痛、反复感冒。

时行感冒了怎么办？

　　避免传染，注意隔离，戴好口罩，避免家人及周边人感染。注意休息，保证孩子充足的睡眠足够的水分。

　　出现以下情况，应当尽早到医院就诊，寻求中西医治疗：精神疲倦、胡言乱语、嘴唇发紫、呼吸较快、胸口疼痛、意识不清、抽搐、不肯喝水、半日以上无小便、反复高热、频繁呕吐或拉肚子。

时行感冒与感冒的差别？

时行感冒与感冒的邪气并不相同。一般来说，时行感冒通常会先潜伏一段时间，然后突然高热而发病，症状比普通感冒更严重，很容易出现抽搐、颈项强直、呼吸困难、严重脱水等。此时，应当尽快到医院就诊。

	感冒	时行感冒
症状	打喷嚏、流涕、喉咙痛	头痛、呼吸困难、四肢酸痛
发热	有时会有发热	高热难退
病情	发病缓慢，病情较轻	发病急骤，病情较重
传染性	无	有

如何预防时行感冒？

视情况而定打疫苗。引发时行感冒的邪气每年都有所不同，但疫苗可以在一定程度上预防。还有研究表明疫苗可以减轻其并发症。

流行期间，不要去人多的地方，勤洗手。

小疹子不可怕!

罗云涛 邓旭 主编

黑龙江科学技术出版社

HEILONGJIANG SCIENCE AND TECHNOLOGY PRESS

图书在版编目（ＣＩＰ）数据

小疹子不可怕！/ 罗云涛，邓旭主编 . -- 哈尔滨：
黑龙江科学技术出版社，2022.1
（我不怕生病）
ISBN 978-7-5719-1217-8

Ⅰ.①小… Ⅱ.①罗… ②邓… Ⅲ.①小儿疾病 - 疹
- 儿童读物 Ⅳ.① R752.1-49

中国版本图书馆 CIP 数据核字 (2021) 第 247952 号

小疹子不可怕！
XIAO ZHENZI BU KEPA!

作　　者	罗云涛　邓旭
策划编辑	深圳 . 弘艺文化 HONGYI CULTURE
封面设计	
责任编辑	马远洋
出　　版	黑龙江科学技术出版社
地　　址	哈尔滨市南岗区公安街 70-2 号
邮　　编	150007
电　　话	（0451）53642106
传　　真	（0451）53642143
网　　址	www.lkcbs.cn
发　　行	全国新华书店
印　　刷	哈尔滨市石桥印务有限公司
开　　本	889 mm×1194 mm　1/16
印　　张	2.5
字　　数	160 千字（全 8 册）
版　　次	2022 年 1 月第 1 版
印　　次	2022 年 1 月第 1 次印刷
书　　号	ISBN 978-7-5719-1217-8
定　　价	160.00 元（全 8 册）

罗云涛

医学博士，中医师，高级保健按摩师，师从全国名老中医药专家陈新宇教授，长沙市老干部大学保健系特聘教师。擅长治疗小儿感冒、咳嗽、肺炎、鼻炎等肺部疾病，腹泻、便秘等胃肠道疾病。积极推广小儿推拿疗法、中医药治疗小儿疾病的方法，推动中医疗法进家庭，同时致力于小儿健康知识科普。作为丛书主编之一，编撰中小学生中医药文化知识读本丛书，帮助提高小儿健康素养，让小朋友健康快乐成长。

邓旭

医学博士，中医主治医师，高级保健按摩师，师从全国名老中医药专家陈新宇教授。擅长治疗小儿感冒、咳嗽、哮喘、腹泻等内科疾病，湿疹、疱疹等皮肤疾病。擅长运用小儿推拿、穴位敷贴等疗法治疗小儿疾病，减少药物运用，并推动小儿健康知识科普。作为丛书主编之一，编撰中小学生中医药文化知识读本丛书，为小朋友提供基本健康知识，助力健康成长。

我怎么起疹子了？

05

疹子是什么?

疹子，是皮肤
上的红色小包包，
一般高出皮肤表面。

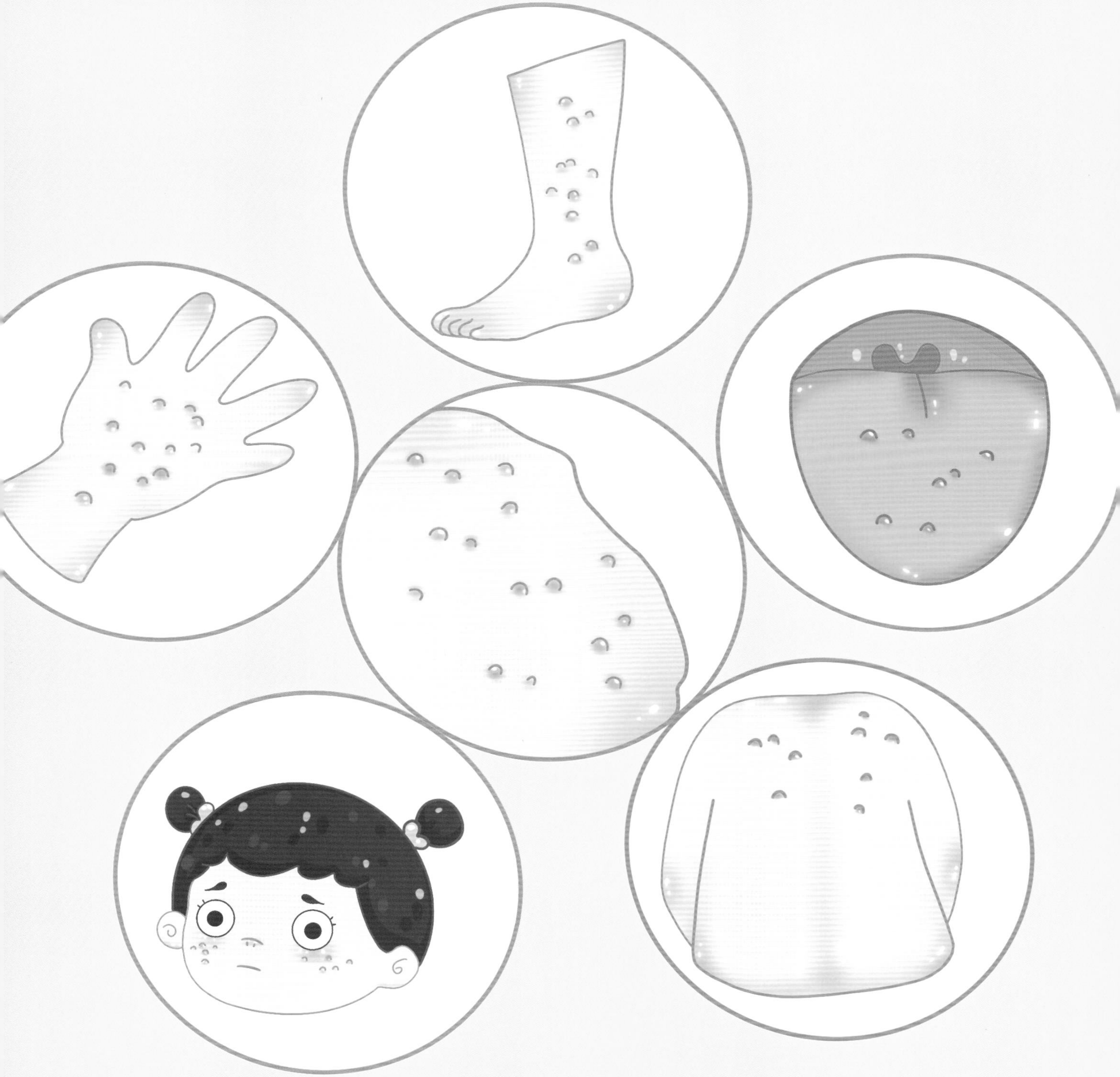

疹子还有其他形态!

水痘

白色小风团

小丘疹

斑疹

皮屑

09

还可能会有这些症状

发热

食欲不振

喉咙痛

舌头红红的

11

皮肤的构造

皮肤

肺
肺

皮肤是人体的屏障，由我们的肺来管理，皮肤上面有一个个的小毛孔。

13

小疹子是皮肤怎么了？

被邪气攻击后，皮肤这面城墙受到了攻击，遭到了破坏，也就起了小疹子。

15

有些疹子会传染！

通过**接触**可能会传染。

用同一条毛巾
也可能会**传染**。

传染性最强的是水痘和麻疹！

水痘一般先是粉红色小斑疹，然后迅速变成**圆形水疱**，水疱周围是红的，然后慢慢**结痂**，不会留疤痕。

麻疹一般先会有**发热**，以及一些**感冒症状**；然后体温突然升高，一开始在耳、颈部起红色**斑丘疹**，最后逐渐向下遍布全身。

不要传染给其他人！

不要抓破小疹子。

戴好口罩。

用专属毛巾。

不去公共泳池。

21

还有可能是过敏！

皮肤过敏也可能会起小疹子，常见的过敏原有海鲜、动物毛发、芒果、牛奶、花粉等。

23

长疹子要注意什么？

要保持干净。

要轻轻地擦干。

不能抓挠疹子。

24

剪短指甲，手上也要干干净净的。

可以敷冷毛巾止痒。

还要注意这些！

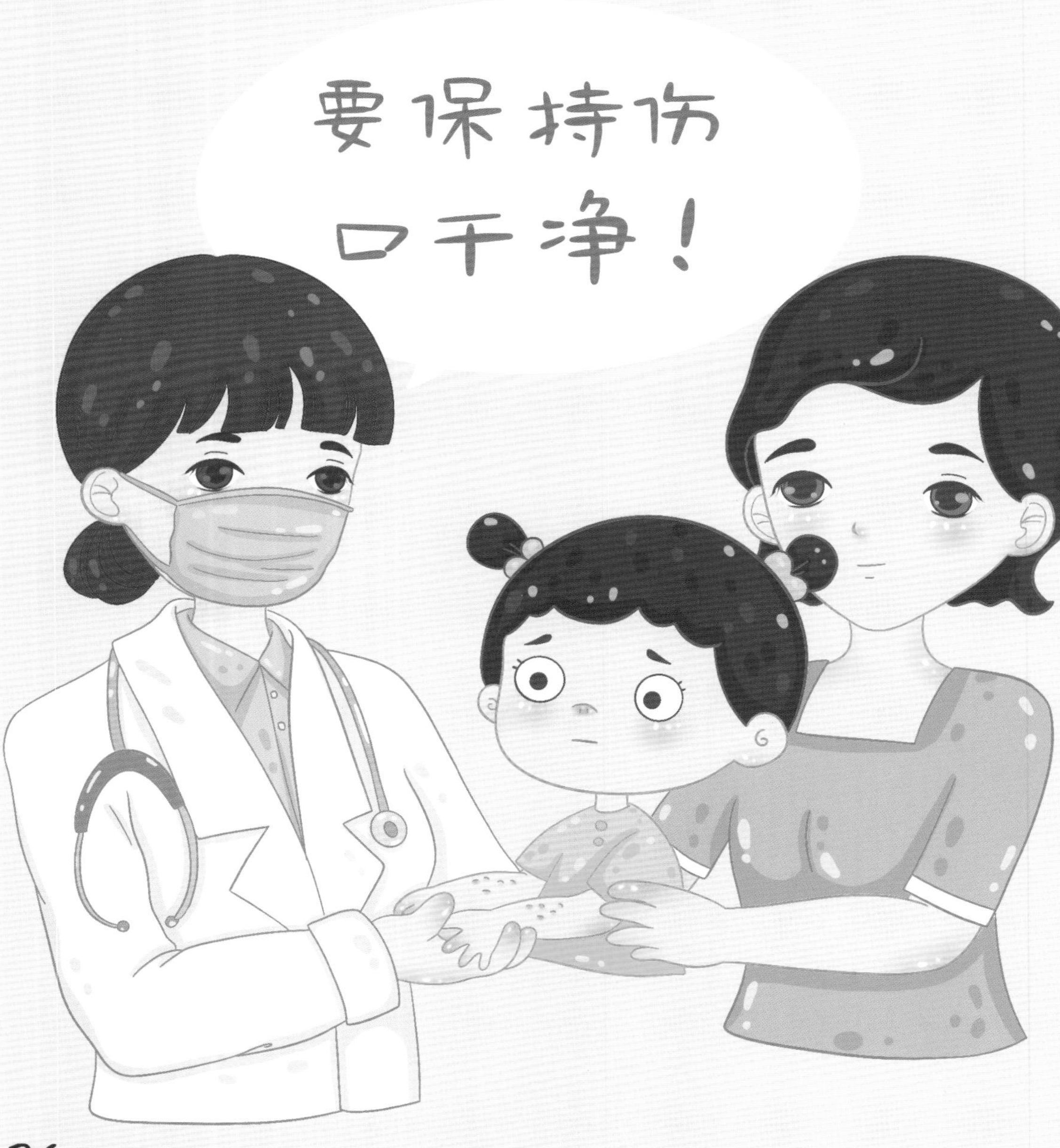

苦参

蛇床子

连翘

金银花

好好吃药和涂药。

穿宽松纯棉的衣服。

预防很重要！

勤洗手。

常漱口。

好好锻炼身体。

好好吃饭，
按时睡觉。

29

小疹子是什么？

小疹子并不是疾病，而是一种症状。它可以是很多疾病的表现，如手足口病、麻疹、荨麻疹、猩红热、水痘、脓疱疮、过敏性皮炎等。

每一种疾病所出的小疹子都有规律，有的和发热同时出现，有的形状比较特殊，有的部位比较特殊。

发热和疹子同时出现：

舌头上呈现草莓形状的红疹子，皮肤发红，也有小疹子，多是猩红热；

喉咙疼痛，伴咽喉部有水疱，多是小儿疱疹性咽峡炎。

发热后才出疹子：

从面部开始出现小红疹，向下遍布全身，多是麻疹。

时不时发热，伴随全身的小疹子，多是风疹；全身是水疱疹子，多是水痘；手、足、口周出现水疱，多是手足口病。

脸颊部出现蝴蝶形红斑，大腿和腕部也有，多是传染性红斑。

只有疹子不发热：

奇痒无比，脸上、颈部、肘部出现红斑疹，多是荨麻疹。水疱破裂后结痂，多是传染性脓疱疮。

形状不定，多在身体暴露部位，或肘腘处，多是过敏性皮炎。

有小疹子期间的家庭护理

1. 保持身体干净：选择淋浴，水温不要太烫；用专用毛巾，不用盆，防止传染。

2. 勤换衣服：出汗后马上换衣服；选择透气性好、材料天然、宽松舒适的衣服。

3. 不要抓挠疹子：剪短孩子的指甲，告诫不要抓挠疹子，可以选择正规的止痒药膏，或者用干净的冷毛巾敷一敷。

4. 按时涂药：选择正规的止痒药膏，涂药前清洗患处，帮助涂药的人也要洗手，最好用棉签涂。

5. 饮食要清淡：不要吃辛辣刺激性食物，同时要保证营养，多喝水，如果喉咙痛无法吞咽，可选择流食，如粥、米糊等。

预防措施

很多小疹子都是可以预防的，加强预防措施，可以减少长小疹子的概率。

1. 勤洗手、按时刷牙漱口。

2. 加强锻炼，如跑步、踢球等，把身体锻炼得棒棒的。

3. 好好吃饭，要保证营养，不挑食，荤素搭配，按时吃饭。

4. 按时睡觉，保证良好的睡眠。

5. 保持身体的干净，勤洗澡，勤换衣服。

按时打疫苗

　　一些传染性强的出疹性疾病，如水痘、麻疹、风疹等，可以选择打预防针来进行预防。

　　水痘疫苗，一般在小朋友 2 岁的时候就开始接种；如果是 13 岁以上才接种的话，就需要接种两针，间隔 6 ～ 10 周。

　　麻疹、风疹疫苗也可以进行接种，一般小朋友 8 个月大时接种第一针，18 ～ 24 个月接种第二针。

要记得请假

　　有一些小疹子，具有传染性，为了不传染给其他小朋友，一定要请好假，不能去上学。

　　这些疾病需要请假：

　　手足口病：全身症状稳定前均需请假，和患儿密切接触者也需要在家休息观察 7 ~ 10 天，并养成上完厕所洗手的习惯。

　　水痘：全部疱疹结痂前均需请假。

　　麻疹：出疹期及疹子出完后 5 天，有并发症者需延长至 10 天，均需请假；和患儿密切接触者也需要在家隔离 21 天。

　　风疹：出疹期及疹子出完后 5 天，均需请假。

成人也需要注意

在以上具有传染性的疾病流行期间，为了不让家里小朋友被感染，需要做好以下几点：

1. 回家后及时更换居家衣服，洗手，做好消毒。

2. 室内定时通风，保持家里空气清新。

3. 居住环境注意保持干净、舒适、干燥。

4. 可以选择艾叶或艾条熏蒸，进行空气消毒，熏蒸期间注意防火和通风。

一些传染性疾病成人如果没有打疫苗，也会感染。例如水痘，有些成人感染就表现为带状疱疹。

此外，注意保护免疫力低下的孩子，他们很容易感染这些传染病。同时，也要注意保护孕妇，尤其在妊娠初期2～3个月时，若感染可能会导致胎儿畸形。

艾叶

中医还可以这样做

对于没有传染性的一般湿疹或其他小疹子，可以根据中医的辨证分型，在外用药和内服药的配合下进行治疗，还可选择以下药膳进行调理。

茅根绿豆饮

【原料】鲜茅根 30 克，泽泻 15 克，绿豆 50 克，冰糖 20 克。

【做法】先煮鲜茅根、泽泻，20 分钟后，去渣取汁。再加入绿豆，煮至绿豆开花脱皮后，加入冰糖略煮即可食用。

冬瓜车前薏米粥

【原料】冬瓜皮 30 克、薏米 100g、车前草 5 克、冰糖适量。

冬瓜皮　　薏米　　车前草

【做法】将车前草、冬瓜皮洗净，放入锅中，加清水适量，浸泡 5 ~ 10 分钟，水煎取汁，加薏米煮为稀粥，可加入冰糖，略煮即可食用。

起小疹子时什么状况下需要及时去医院?

一般出现以下具有传染性的疹子均需去医院就诊:

√ 持续不退的高热（高于 38.5℃）伴有寒颤，惊厥抽搐。

√ 孩子精神状态差，疲乏无力，胃口减退，睡眠差。

√ 小疹子出现溃烂、破损。

√ 康复后又出现了与之前相同的小疹子。

中暑了，别着急！

罗云涛 邓旭 主编

黑龙江科学技术出版社
HEILONGJIANG SCIENCE AND TECHNOLOGY PRESS

图书在版编目（ＣＩＰ）数据

中暑了，别着急！/ 罗云涛，邓旭主编 . —— 哈尔滨：
黑龙江科学技术出版社，2022.1
（我不怕生病）
ISBN 978-7-5719-1217-8

Ⅰ . ①中… Ⅱ . ①罗… ②邓… Ⅲ . ①儿童故事 – 图
画故事 – 中国 – 当代 Ⅳ . ① I287.8

中国版本图书馆 CIP 数据核字 (2021) 第 247591 号

中暑了，别着急！
ZHONGSHU LE, BIE ZHAOJI!

作　　者	罗云涛　邓 旭
策划编辑	深圳 . 弘艺文化
封面设计	
责任编辑	马远洋
出　　版	黑龙江科学技术出版社
地　　址	哈尔滨市南岗区公安街 70–2 号
邮　　编	150007
电　　话	（0451）53642106
传　　真	（0451）53642143
网　　址	www.lkcbs.cn
发　　行	全国新华书店
印　　刷	哈尔滨市石桥印务有限公司
开　　本	889 mm × 1194 mm　1/16
印　　张	2.5
字　　数	160 千字（全 8 册）
版　　次	2022 年 1 月第 1 版
印　　次	2022 年 1 月第 1 次印刷
书　　号	ISBN 978-7-5719-1217-8
定　　价	160.00 元（全 8 册）

罗云涛

医学博士，中医师，高级保健按摩师，师从全国名老中医药专家陈新宇教授，长沙市老干部大学保健系特聘教师。擅长治疗小儿感冒、咳嗽、肺炎、鼻炎等肺部疾病，腹泻、便秘等胃肠道疾病。积极推广小儿推拿疗法、中医药治疗小儿疾病的方法，推动中医疗法进家庭，同时致力于小儿健康知识科普。作为丛书主编之一，编撰中小学生中医药文化知识读本丛书，帮助提高小儿健康素养，让小朋友健康快乐成长。

邓旭

医学博士，中医主治医师，高级保健按摩师，师从全国名老中医药专家陈新宇教授。擅长治疗小儿感冒、咳嗽、哮喘、腹泻等内科疾病，湿疹、疱疹等皮肤疾病。擅长运用小儿推拿、穴位敷贴等疗法治疗小儿疾病，减少药物运用，并推动小儿健康知识科普。作为丛书主编之一，编撰中小学生中医药文化知识读本丛书，为小朋友提供基本健康知识，助力健康成长。

“太阳当空照，花儿对我笑……”

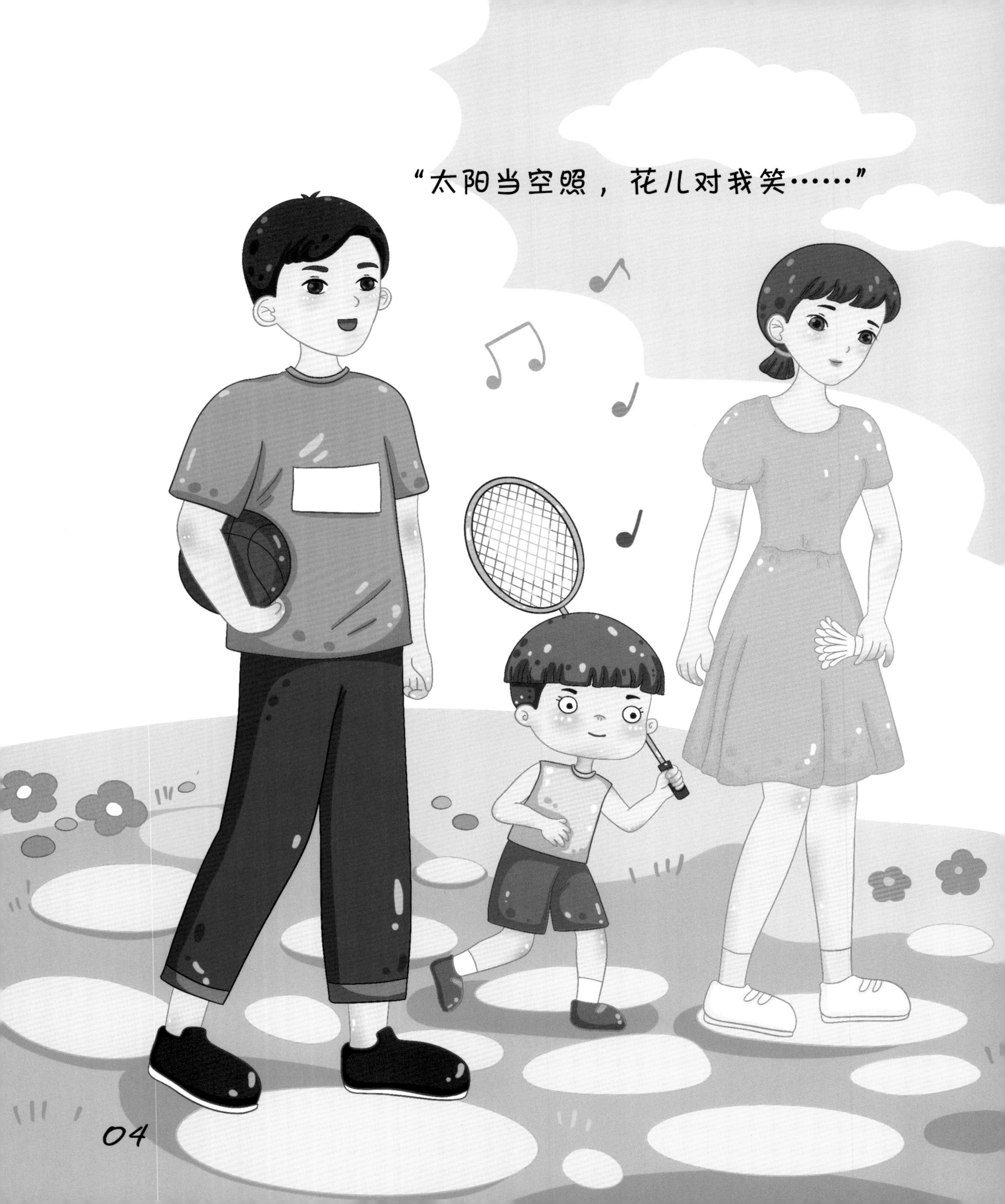

今天天气真好，豆豆唱着歌开心地和爸爸妈妈出门了。

可是天气有些**炎热**，太阳很大，没有风，而且也没有遮阳的地方，豆豆忽然感觉有些头晕、难受。

啊，我怎么有点儿头晕，好难受哇！

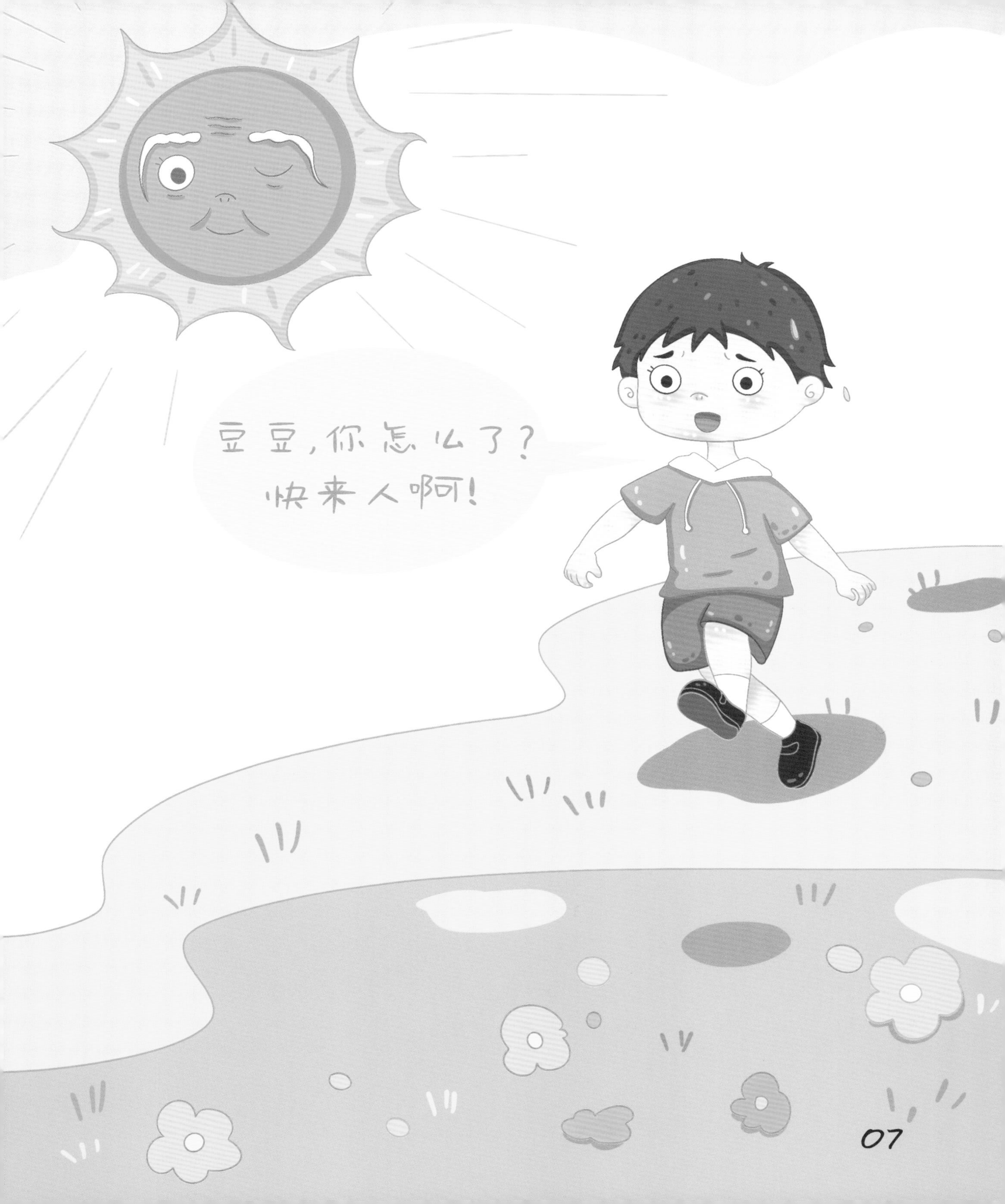
豆豆，你怎么了？
快来人啊！

"啊，危险！可能是**中暑了！**"
全身都在出汗，脸变红了，浑身发烫，
头晕，头痛，想吐。

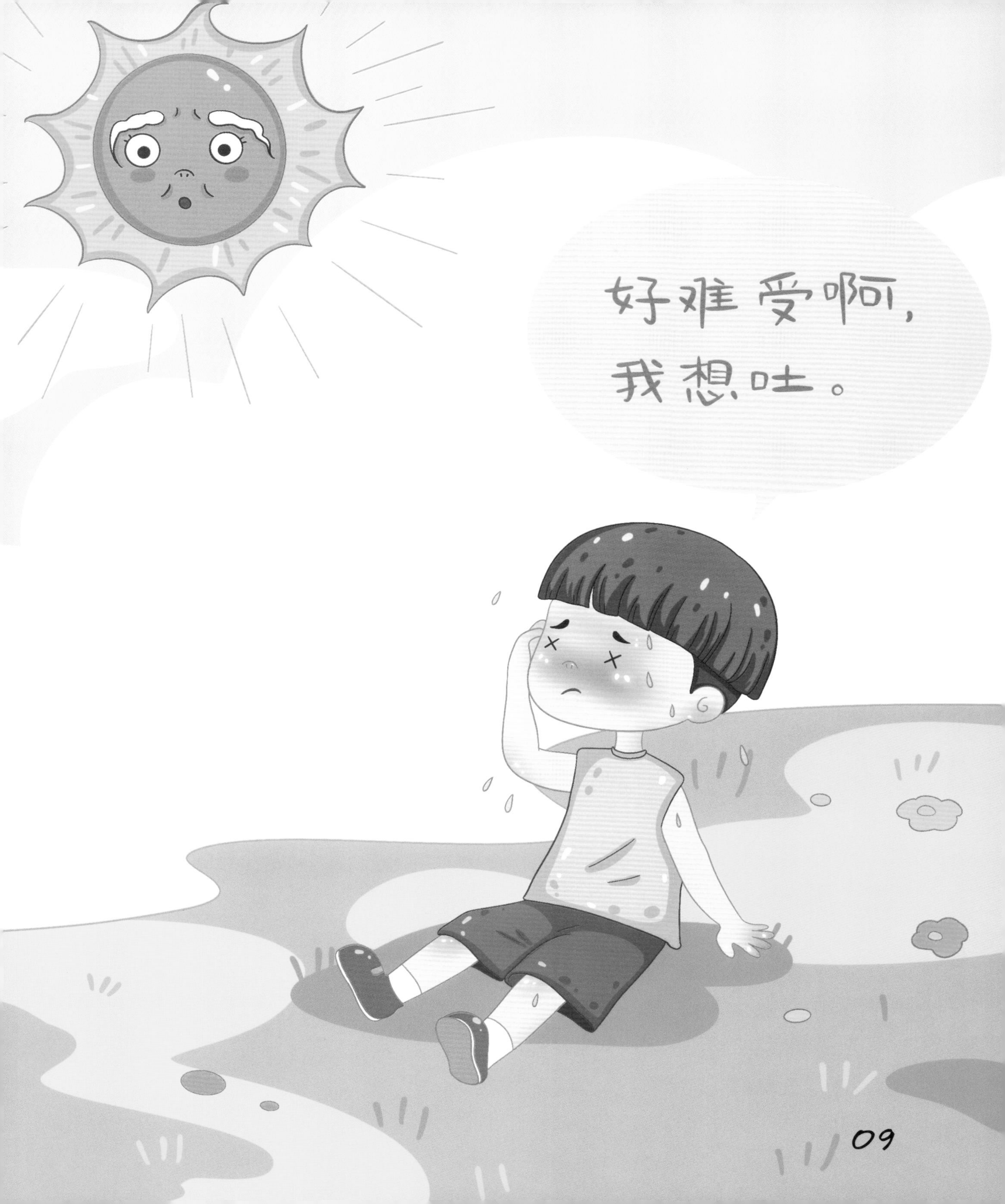
好难受啊，
我想吐。

什么是中暑呢？

中暑，就是指感受了"暑邪"后产生的高热、出汗等症状。

什么事暑邪呢？

暑邪来源于暑气。

暑气就是一种夏天的正常气候，但是在持续炎热的高温环境下暑气就会变成侵害身体的"暑邪"。

而人在高温环境下，身体变热，不能出汗或者出了很多汗又没有及时补充水分，就很容易让"暑邪"趁机而入，发生中暑的情况。

中暑会有哪些表现呢?

脸变得红红的
感觉自己身体在发热

口渴,喉咙干干的

12 出了很多汗

头晕乎乎的

头痛

感觉浑身没力气

恶心、想吐

13

如果中暑了，怎么办呢？

尽快离开热的地方，马上去**阴凉通风**的地方！

躺下来，松开或者脱掉衣服。使用电扇和空调帮助**降温**，但风千万不能对着人吹。

同时要用湿毛巾擦拭全身帮助散热。

15

这个时候需要喝淡盐水、含盐的冷饮料，但是注意不要喝太多了！

或者，可以喝新鲜的西瓜汁，吃几块西瓜，西瓜其实是一味很好的对抗"暑邪"的中药呢。

17

有了这些症状，说明非常危险！

1. 脸全部是红的，或者变得惨白。
2. 全身发烫，体温非常高，流不出汗。
3. 全身发抖，四肢痉挛和抽搐。
4. 晕倒在地上，怎么叫都叫不醒！

马上给他降温，同时拨打120，叫医生！

这样也会中暑!

　　在休息、乘凉时过于贪凉，也会导致另一种中暑，即"阳暑"。比如以下几种情况：

　　1. 夜间露宿室外或坐卧于阴寒、潮湿的地方。

　　2. 在树阴下、水亭中、阳台上乘凉时间太长。

　　3. 运动劳作后立即用冷水浇头冲身，或立即快速饮进大量冷水或冰镇饮料。

　　4. 睡眠时被电扇强风对吹。

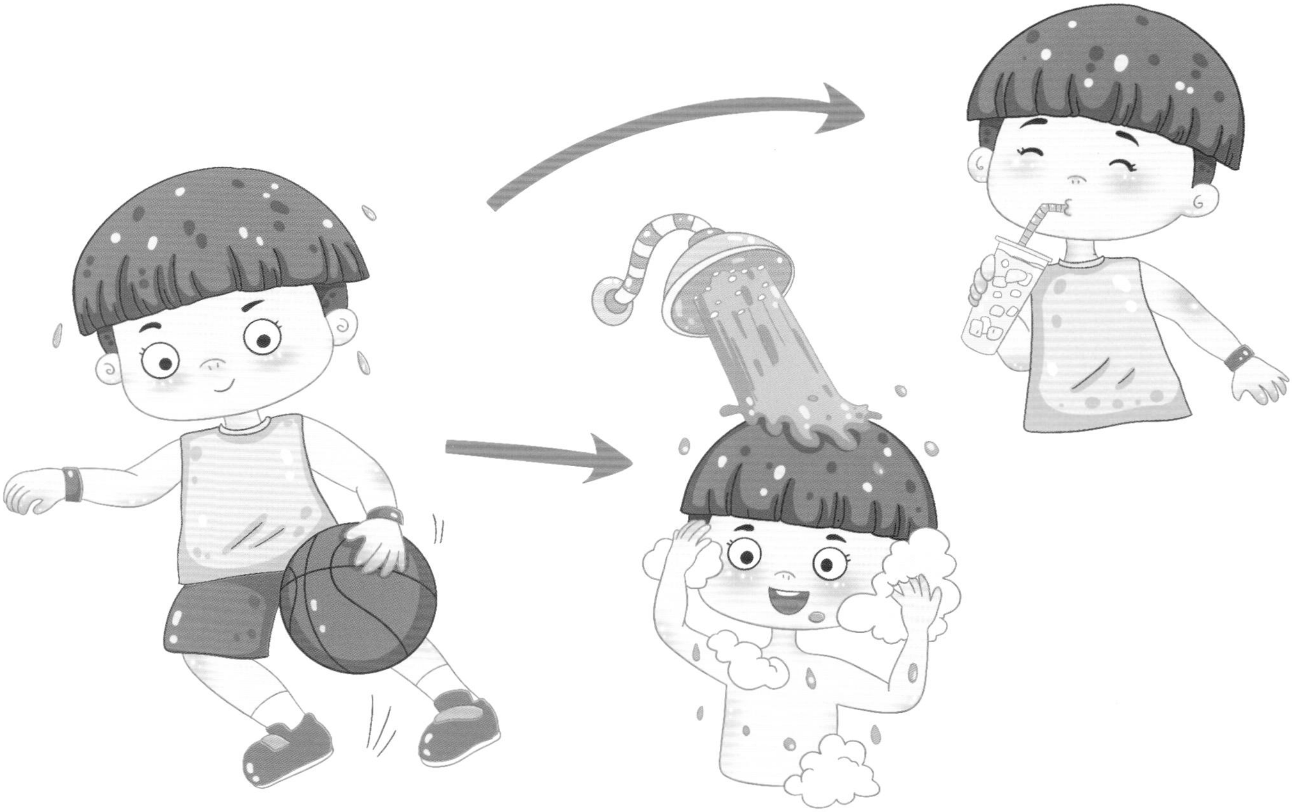

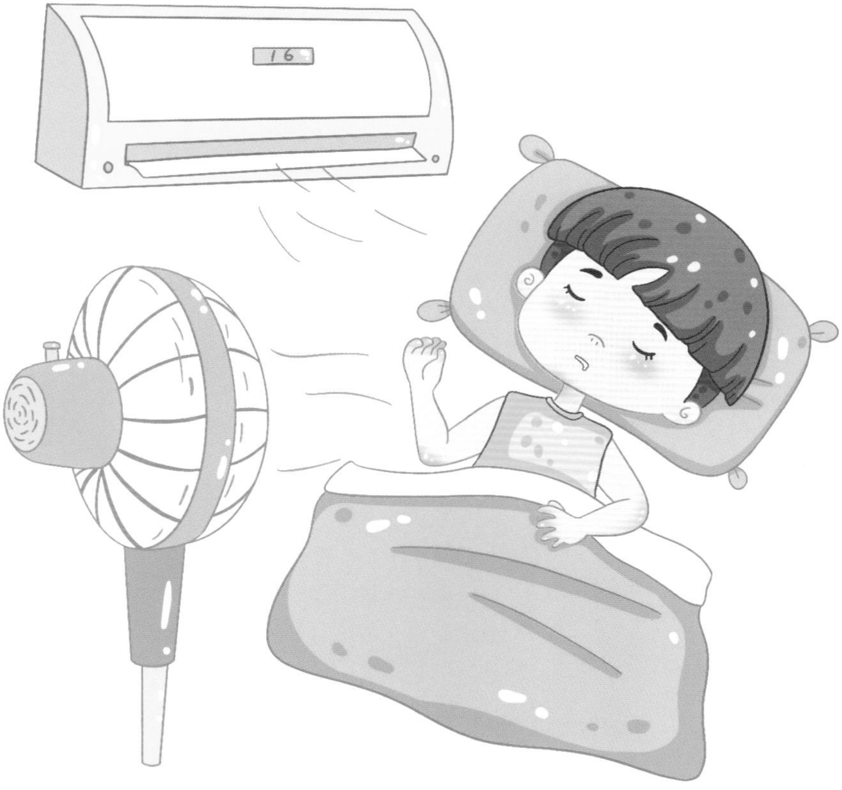
16

这个就是阴暑！

在夏天，湿邪也常常混杂在暑邪中，有时暑邪还会夹杂寒邪、风邪一起攻击我们的身体，导致我们生病。

如果有怕冷、不出汗的情况，或者感觉身体很重、人没精神，还有拉肚子、关节疼痛的症状。这就是阳暑了！

怕冷 不出汗

没什么精神

身体很重

拉肚子

咕噜咕噜

关节疼痛

发生阴暑怎么办？

多喝**温热水**或者热稀粥，促进出汗。

藿香正气水也是个好帮手。

还可以让家长或
医生刮痧呢！

小朋友该怎么预防中暑呢?

当我们从外面回家时不要**贪凉**，
要及时**擦汗**、**换干燥衣服**。

天气炎热的时候，要避免或者**减少出门**。
这样暑邪伤害我们的机会就大大减少了。

在家要多喝水，
多吃新鲜的水果，
尤其是新鲜的西瓜。

要早睡早起，按时吃饭，不要
食用太多冰激凌或者冰的饮料！

在家还要这样做!

从外面回家后及时将身体的汗擦干，等汗干了之后再去洗澡；空调温度不要太低；电扇不要对着身体吹；还要记得不要贪吃太多凉的东西！

熬夜、吃的太多、一直看电视，也会损害我们的
正气，导致中暑哇。

夏天出门的时候还要注意这些！

夏天出门的时候，要记得穿**清凉、透气**的衣服。

出门时要带好水杯，戴上帽子，还可以带个小电扇。

夏天在外面玩的时候，渴了也不要喝咖啡或者浓茶这样的饮料！

可以喝**绿豆沙，西瓜汁**，或者喝含盐的饮料。

不要独自一个人待在密闭的环境里，
如果有任何不舒服的情况要及时和大人说！

密闭的车里

不通风的地方

没有电扇、空调，
不通风的房间里

33

给父母的百宝箱

为什么会中暑？

　　没有及时散热，导致体温过高，从而发生中暑。不仅是夏天，其他季节如果温度过高，也会中暑！而过于贪凉，比如长期待在空调房，也会导致"阴暑"的发生。

哪些人容易中暑？

　　正气虚弱的人群容易中暑，生病会损耗我们的正气，生病的人或者病刚好的人也容易中暑。

　　小朋友的正气调节能力还没有完全成熟，老年人的正气调节能力下降，所以也更容易中暑。

中医认为"虚邪贼风，避之有时"。第二大类人群，就是没有及时避开"暑邪"的人群以及没有及时补充水分的人群。比如在高温、高湿环境中进行体力活动、作业的人群，如在户外工作的工人、运动员、消防员、户外运动爱好者、军训的学生等。

如果中暑出现这些症状很危险！

体温持续上升，却不出汗，以及手脚抽筋、走路不稳、烦躁不安、呼吸困难的症状。

还有中暑者意识模糊的时候。这时可问病人的名字等简单的问题以便确定，如果回答异常，意识模糊必须马上呼叫医生！

怎么预防中暑呢？

①在炎热的夏天出门前，一定要做好全面的准备，选择宽松舒适清凉透气的衣物，准备好遮阳伞、防晒的衣帽。

②避免太阳直接暴晒，在户外尽量选择阴凉的地方休息。

③不要在高温的环境里连续玩耍超过1小时。游泳也会出汗，一次也不要游太久。

④及时补充水分和盐分，间歇规律饮水，不要等到口渴了再喝，一次不要喝太多水。如果出汗过多，可以补充一些淡盐水或者含盐的饮料。

⑤家长要随时观察小朋友状态，不要将儿童单独留在汽车内或狭小空间内！

⑥备些防暑药品如十滴水、藿香正气水（阴暑用）等，适当饮用荷叶、金银花代茶饮，可以喝绿豆汤、西瓜汁等补充水分。

⑦发现早期轻度中暑症状，如头晕眼花、疲劳乏力、脸色潮红、恶心呕吐等时应及时休息、饮水，或送医诊治，短时间内多可恢复。

炎炎夏日，一起做祛暑的药膳吧！

（一）祛暑酸梅汤

酸梅汤可以解暑消食，生津止渴，如果夏天烦躁没胃口，来一碗酸甜可口的祛暑酸梅汤吧！

原料：乌梅 30g、陈皮 10g、桑葚 5g、干山楂片 30g、甘草 10g、枸杞 5g、薄荷叶 2~3 片，冰糖适量、干桂花适量。

步骤 1：将乌梅、陈皮、桑葚、干山楂片、甘草、枸杞洗干净后，倒入清水内浸泡 30 分钟。

步骤 2：将浸泡好的原料连水倒入锅中，加 1500~2000ml 水大火煮开后，转小火煮 30 分钟关火，加适量冰糖和桂花搅拌至溶化后闷 10 分钟。

步骤 3：用纱布过滤掉渣。

步骤 4：冷却后，加上薄荷叶口感更佳！

（二）赤莲百合饮

中医认为夏天不能贪凉，过量食用冰激凌和冷饮，会把阴寒之气关在身体里。夏天到了，如果觉得总是睡不醒、身体很重、心情烦躁，这是暑湿困缠身体的表现。要想解暑除湿，赤莲百合饮可以清凉解暑、祛湿除烦，生津止渴、宁心安神！

原料：赤小豆 30g、莲子（带心）30g、干百合 30g、陈皮 10g，冰糖适量。

步骤 1：原料洗干净后，将莲子、赤小豆、干百合提前 4 小时泡发。

步骤 2：将泡好的赤小豆、莲子用大火先煮 40 分钟，然后加水并加入干百合、陈皮一起煮 10 分钟，加入适量冰糖，一边煮一边搅拌，冰糖化开后关火。

步骤 3：用纱布过滤掉渣。

步骤 4：冷却后口感更佳！

发现身边有人中暑，怎么办？

如果发现旁边有人中暑了，我们可以跟爸爸妈妈可以和孩子一起进行下面的操作，及时帮助中暑的人。

①尽快脱离高温环境，马上去阴凉通风的地方，让中暑的人停止体力活动。

让中暑的人躺下，把双脚垫高，松开或者脱掉衣服以帮助散热。

如果有条件，使用电扇和空调帮助降温，但风千万不能对着人吹。

同时，用湿毛巾擦拭全身降温，并按摩他的四肢和躯干，帮助散热。

②判断中暑的人是否有意识。问他的名字或者其他简单问题，如果回答不清楚、意识不清、抽搐、呕吐，禁止喂水，让他侧卧或平卧头偏向一侧，清理其口腔内异物，保护呼吸道，避免呕吐物误吸或窒息。

③如有条件，可以进行腋窝下测量体温，每 10 分钟一次。

④积极降温。快速、有效、持续降温对于患者的预后非常重要，降温的方法可因地制宜灵活选择，还可以多种方法联合使用。

●用湿毛巾擦拭皮肤，并配合扇风散热（不要对着人），所用水温 15 ~ 20℃为宜，避免水温过低引起血管过度收缩。

●或者用布包裹冰袋或湿毛巾置于额头、脖子两侧、腋下、大腿根部等部位降温，应注意观察局部皮肤变化，避免冻伤。

⑤马上打 120 叫救护车。在去往医院的途中也要尽量维持有效的降温措施。

⑥如果是阴暑的话，不要过度给皮肤降温！同时注意补充水分。如果出现了意识障碍，要及时就医。

⑦非医务人员施救，不建议在现场给药治疗。